# 中国铁皮石斛

顺庆生　魏　刚　詹林钱　杨永军　

四川科学技术出版社

图书在版编目（CIP）数据

中国铁皮石斛 / 顺庆生等著. -- 成都：四川科学
技术出版社, 2025. 1. -- ISBN 978-7-5727-1720-8

Ⅰ. R282.71

中国国家版本馆CIP数据核字第2025PN6268号

# 中国铁皮石斛
**ZHONGGUO TIEPISHIHU**

| | |
|---|---|
| 出 品 人 | 程佳月 |
| 著　 者 | 顺庆生　魏　刚　詹林钱　杨永军 |
| 责任编辑 | 欧晓春 |
| 封面设计 | 殷　霖 |
| 版面设计 | 殷　霖 |
| 责任出版 | 王　英 |

出版发行　四川科学技术出版社

四川省成都市锦江区三色路238号新华之星A座

邮政编码 610023

官方微博：http://weibo.com/sckjcbs

官方微信公众号：sckjcbs

传真：028-86361756

| | |
|---|---|
| 成品尺寸 | 210mm × 285mm |
| | 印张7　字数170千 |
| 印　　刷 | 昆明精妙印务有限公司 |
| 版　　次 | 2025年1月第一版 |
| 印　　次 | 2025年4月第一次印刷 |
| 定　　价 | 98.00元 |

ISBN 978-7-5727-1720-8

# 编委会名单

著　　　者　顺庆生　上海健康医学院

　　　　　　　魏　刚　广州中医药大学

　　　　　　　詹林钱　耿马四方生物科技开发有限责任公司

　　　　　　　杨永军　广西桂平市仙宝园铁皮石斛有限责任公司

参与编写人员　刘舒萍　廖莞君　饶嘉琪　陈　莉

课题参与人员　王雅君　梁新新　张子芳　孙运刚

　　　　　　　刘国雄　罗会有　杜书秀　刘晓瑛

　　　　　　　胡　莉　王　欢

# 前 言

铁皮石斛是我国石斛中极为珍贵的品种，应用最久也最广，是我国中药宝库中的一颗明珠。铁皮石斛在石斛类药材中的认知度属于第一位，2010年版的《中华人民共和国药典》（简称《中国药典》）将铁皮石斛单列，说明其地位的重要性。"石斛"一名始载于《神农本草经》，迄今已有2 000多年的历史，长期以来，人们对古人所用石斛品种的认知是迷茫的。据尚志钧《神农本草经校注》记载："石斛，味甘，平。主伤中，除痹，下气，补五脏虚劳羸瘦，强阴。久服厚肠胃，轻身延年。一名林兰，生山谷。"此书仅对石斛的性味、功能与主治等作了一定的描述，而这些性味、功能与主治均与铁皮石斛相吻合，但对石斛的形态、特征，特别是具体产地却未加阐述。

笔者经过长期的论证、考察发现，约2 000年前西汉的《范子计然》记载了"石斛出六安"，而东汉至魏晋，约400年跨度的《名医别录》也记载了石斛"生六安山谷、水傍石上"。六安地处大别山东北麓，属古代中原文化辐射区域。"石斛出六安"，经实地考察证实大别山区存在三种石斛属植物：铁皮石斛、霍山石斛和细茎石斛。根据历史地理学的考证，结合笔者多年实地的考察，认定以上三种石斛是当时主流的药材来源，它们被统称为石斛。由此可推测，铁皮石斛在中国应用已有2 000多年的历史，在后续的历史长河中，铁皮石斛几经盛衰和道地产地的变迁。

铁皮石斛现已驰名中外，它的功效与《神农本草经》所记载的完全一致，说明从《神农本草经》开始，到《本草经集注》《本草图经》《本草汇言》等诸多本草著作，对其已经下了定论，它是我们祖辈留下的珍贵遗产。近40年来，铁皮石斛声名鹊起，几乎人人皆知，2023年11月国家卫生健康委员会将铁皮石斛纳入《按照传统既是食品又是中药材的物质目录》，更使其迎来了巨大的发展机遇。然而现状是，铁皮枫斗的名声远远超过了铁皮石斛，这一现象值得深入考量。让消费者认识铁皮石斛的本来面目，已成为当前迫切的需求。

近40年来，铁皮石斛人工种植产业蓬勃发展，其年产量已突破万吨大关，这在中药材栽培史上亦属罕见。唯愿这一产业不要重蹈盛极而衰的覆辙，而能在历史长河中持续作为中华养生瑰宝焕发光彩。有鉴于此，当前亟需系统梳理铁皮石斛种源谱系，其中尤需强化道地产区种源保护工作，这将成为维系产业可持续发展的关键

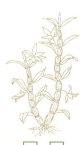

根基。

　　我们认为对铁皮石斛的研究应当持续深入，让广大读者全面了解其"前世今生"，认识其真实价值。本书系统梳理了铁皮石斛的正本清源发展脉络，重点介绍了道地种源、丹霞铁皮石斛、仿野生栽培、功效发展与完善、养生简易方等内容，并通过丰富的图片资料直观呈现，帮助读者真正认识铁皮石斛。

著　者

2024年6月

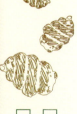

# 目　录

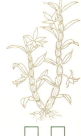

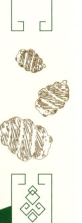

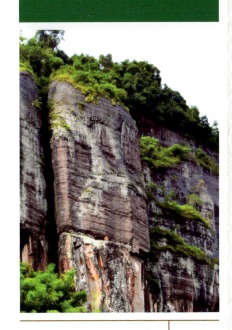

第一章

铁皮石斛

正本清源

的研究脉络

石斛是兰科（Orchidaceae）石斛属（*Dendrobium*）植物的总称，*Dendrobium*是由希腊文dendro（树）及bios（生命）组合而来，有附生于树上之意。石斛可生长在高海拔的山地环境中，也可生长在低海拔云雾缭绕的炎热丛林中，还可生长在矮树丛或裸露的岩石上，适应散射阳光照射和通风透气良好的环境。在原始森林中，石斛生长时间可达数十年甚至更长，几乎可长满整棵大树，其根缠绕、穿插于树干老皮上下，靠半腐状态的厚树皮提供营养和水分。生长于岩石表面或石缝内，其根紧密地附着于岩石表面或在狭窄的石缝中。

全世界兰科植物约700属，近20 000种，世界各地均有分布，主要分布在热带地区和亚热带地区。兰科植物中不少属与种可作为药用。我国兰科有170余属，1 200余种，《中国植物志》中石斛属（*Dendrobium*）有74种和2变种，分为12个组。《中国植物志》（英文修订版）订正及增加后共收录78种，分为14个组。主要分布于我国秦岭以南诸省区，尤以云南南部为多。

石斛属植物本身众多，但大部分石斛属植物并没有药用的历史，而民间又多把石斛属植物当作石斛类药材，导致石斛类药材可能是中药中品种最为复杂的一类。探讨石斛类药材品种源流，厘清其应用历史与现状，分析其存在的问题，对石斛类药材的正本清源有重要意义。特别是传统的石斛主流品种，铁皮石斛、霍山石斛、金钗石斛之间的脉络原本是比较简单的，但是，《中国药典》（2005年版）石斛项下加入了"及其近似种"，加深了各品种之间难以厘清的复杂性。因此，近20年来笔者非常关注此问题，在厘清方面做了大量的工作，也初见成效，但是，真正要搞清石斛类药材还有许多艰难的工作有待学者们共同努力。

## 一、铁皮石斛的历史脉络

石斛一名始载于《神农本草经》，迄今已有2 000多年的历史。《名医别录》记载了石斛"生六安山谷、水傍石上"，六安地处大别山东北麓，属古代中原文化辐射区域。现代实地考察证实大别山区存在三种石斛属植物，除霍山石斛外，尚有铁皮石斛、细茎石斛。历史长河的久远，导致无法考证《神农本草经》所述究竟为何种植物，但根据笔者多年实地考察，其中霍山石斛、铁皮石斛、细茎石斛应是当时石斛主流的药材来源，它们被统称为石斛。其异同参见图1-1，《中国植物志》第19卷（1999年）铁皮石斛、霍山石斛、细茎石斛图版。

据宋代《证类本草》记载，温州地区在千年前已使用"温州石斛"入药。针对其具体物种归属问题，虽经多方考证仍存争议。笔者通过文献分析结合实地考察认为，"温州石斛"的主体应为铁皮石斛，但在历史应用中可能长期与细茎石斛混用。这一现象的形成原因有二：其一，细茎石斛在浙江地区分布广泛且种群规模较大，相较于铁皮石斛更易获取；其二，现代植物学研究表明，细茎石斛在早期石斛研究中常被学者首先提及，而铁皮石斛因资源稀缺在野外已难觅踪迹，这种物候特征与文献记载中"温州石斛"的珍稀性高度吻合。

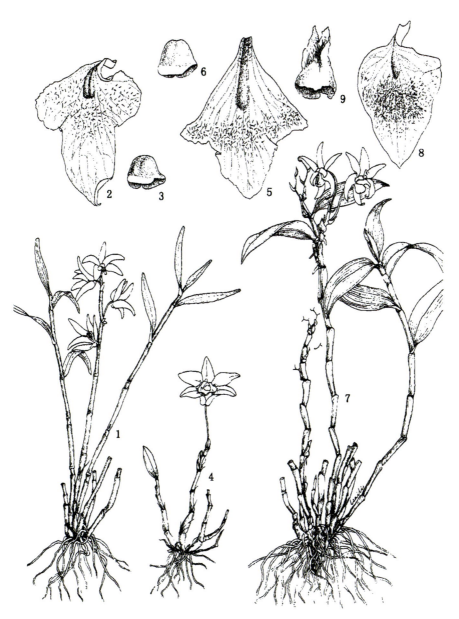

1~3.细茎石斛Dendrobium moniliforme （L.） Sw.：1.植株；2.唇瓣正面观；3.药帽正面观。

4~6.霍山石斛Dendrobium huoshanense C. Z. Tang et S. J. Cheng：4.植株；5.唇瓣正面观；6.药帽正面观。

7~9.铁皮石斛Dendrobium officinale Kimura et Migo：7.植株；8.唇瓣正面观；9.药帽正面观。（李爱莉绘）

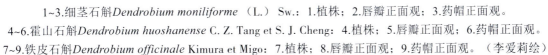

图1-1　铁皮石斛、霍山石斛、细茎石斛图版 《中国植物志》第19卷（1999年）

　　1848年吴其濬出版了《植物名实图考》，书中描绘了三种植物的墨线图，其中"石斛一"图被学者认为是细茎石斛，见图1-2。实际上这幅图表现与铁皮石斛相混淆，这幅图一定程度上代表了两种石斛。20世纪七八十年代，研究过石斛的学者均在文献中描写了细茎石斛，也说明了细茎石斛是石斛中最常见的、议论最多的品种，它的学名是*Dendrobium moniliforme*（L.）Sw.，同时也有学者用这个学名作为铁皮石斛的学名。

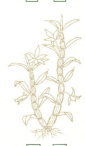

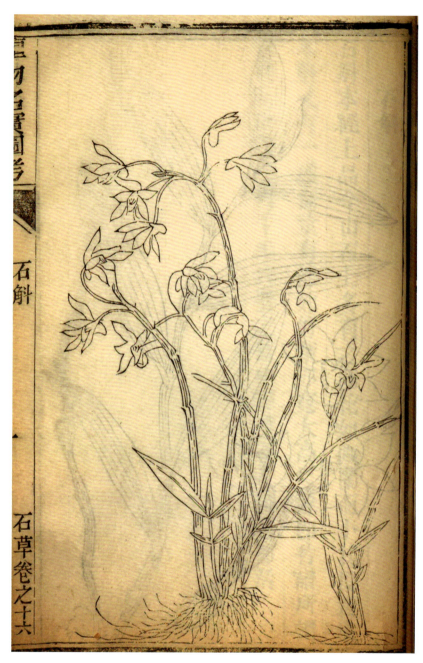

图1-2 《植物名实图考》石斛一

## 二、铁皮石斛学名的争论

吉占和研究员为《中国植物志》第19卷（1999年）兰科石斛属的起草负责人之一，其中铁皮石斛的学名内容，见图1-3。1999年，包雪声、顺庆生二人就此向吉占和研究员提出有关《中国植物志》中铁皮石斛学名的两个疑问：一是《中国高等植物图鉴》记载着"黑节草"学名*D.candidum* Wall. ex Lindl.从何而来？二是《中药志》铁皮石斛学名*D.candidum* Wall. ex Lindl.如何理解？吉占和研究员说："《中国高等植物图鉴》中的中文名黑节草是民

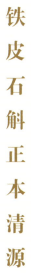

42. **铁皮石斛**（中药志）　黑节草（中国高等植物图鉴），云南铁皮（云南）　图版17：7—9

**Dendrobium officinale** Kimura et Migo in J. Shanghai Sci. Inst. Ⅲ. **3**：122，t. 6a，7，9. 1936；S. Y. Hu in Quart. J. Taiwan Mus. **26**（1，2）：159. 1973.—— D. *candidum* auct. non Lindl.：中国高等植物图鉴 **5**：695. 图8222. 1976；Z. H. Tsi in Act. Phytotax. Sin. **18**（4）：443. 1980.

图1-3　铁皮石斛的学名《中国植物志》第19卷（1999年）

间俗称，D.candidum Wall. ex Lindl.这个拉丁文学名应该是错误的。这个学名是由英国人沃尔和林德于1838年所定，这个学名的植物仅产于印度锡金、喜马拉雅山一带，我国不产。"吉占和研究员认可中国存在的铁皮石斛是由日本学者木村康一和御江久夫于1936年发表的，学名为D.officinale Kimura et Migo，其模式标本采自中国（详细地点不明）。以上这段文字记录在包雪声、顺庆生等人2001年出版的《中国药用石斛彩色图谱》一书中。

魏刚等近年检索到木村康一1938年在《近代杂志》上发表的《汉药之研究》一文，其中木村康一特别提到了铁皮石斛命名的缘由，见图1-4。这里的重点在于"古来本草书所记之真石斛，现市场则名为铁皮石斛，其干燥品别名为枫斗等，已属毫无疑义"，可见铁皮石斛的重要性，作者通过大量市场调查以及实物栽培，认定其为古代本草典籍中石斛的真正来源。

例二：　　石斛

［石斛］为强壮、補精、解冷等常用之药，从来对於其原植物，常乐为兰科之 *Dendrobium nobile* 及 *Dendrobium moniliforme* 石斛等，古时本草所视为下等品之石斛。但依余最近之研究，则前者像由四川而来。现在市场上称为金钗石斛等，后者为日本所产之石斛，古来本草书所记之真石斛，现市场则名为铁皮石斛，其乾燥品别名为枫斗等，已属毫无疑义，此物與日本產之石斛，极相類似，故不成为问题，無特定之学名，余尝取實物栽培而研究之，井异以 *Dendrobium officinale* 之新学名，此外尚發见有其他石斛，實像種種不同之生药，研究而分類之，原植物的者約有三十種。

此像一生药之石斛，混有多種近缘植物之著例，而且即像各植中之同一種類、亦有種種不同之名稱，誠为複雜生药之一也。

—— **76** ——

图1-4　木村康一著，王一木译，《汉药之研究》　载于《近代杂志》，1938年

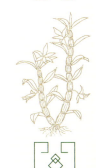

其实在1999年出版的《中国植物志》第19卷中将铁皮石斛学名订正为*Dendrobium officinale* Kimura et Migo以前，我国有些文献中已经接受了这个新的学名，同时将黑节草改名为铁皮石斛。

2003年，笔者参加了中华人民共和国濒危物种进出口管理办公室（简称国家濒管办）在云南思茅召开的濒危植物石斛调查会议，并提请将铁皮石斛的学名改为*Dendrobium officinale* Kimura et Migo，该提议得到了与会人员的认同。

包雪声、顺庆生、吴赵云等在参加修改《中国药典》（2005年版）的会议上提出将石斛条目中铁皮石斛的学名改为*Dendrobium officinale* Kimura et Migo，但直到《中国药典》（2010年版）才终于实现。还有学者提出铁皮石斛的学名为*Dendrobium catenatum* Lindley.（1830年），中文名改为黄石斛，同时发表在《中国植物志》的英文修订版中。我们认为，各学者持有不同的观点是完全正常的，这是学者们经过调查研究的学术争论，当然要经得起历史和现实的考验。此外，2011年国内专家学者刘仲健等认为铁皮石斛的中文名应当用其最为常用的"铁皮石斛"；金效华、黄璐琦等在2015年也提出*D. catenatum* Lindley.这个名称代表的植物更接近滇桂石斛，仍建议用*D. officinale* Kimura et Migo。

2003年10月8日在江苏召开的全国霍山石斛鉴定会上，笔者向谢宗万老前辈请教，在中药的研究中经常会出现植物分类学者改动学名的情况，我们应该如何应对？他回答说："研究中药的人不要跟着研究分类的人走，我们跟不上。我们把中药和原植物两者相对应就可以了。"这些话值得我们回味和思考。

## 三、铁皮石斛的种、种源和种群的探索

### 1. 浙江的铁皮石斛踪迹

铁皮石斛被民间药人传为仙草，引起了广泛关注。因此，笔者从20世纪60年代初就开始关注石斛了，从现代研究文献以及《证类本草》等古代医籍资料记载来看，所谓的温州石斛应该是指铁皮石斛。笔者20世纪70年代初到80年代在浙江天台见到铁皮石斛野生种的存在，因此，特别关注铁皮石斛在浙江的原生种的分布情况。笔者曾实地考察庆元、泰顺、景宁、青田、丽水等地，寻找野生铁皮石斛的踪迹，但是随着时间的推移，这个种群已经消失殆尽（过度采挖），仅在浙江的雁荡、天台、金华还有极少量的原生态存在，2014年浙江新昌发现的样品还请笔者鉴定过。

此外，让人奇怪的是1980年出版的《浙江省药用植物志（下册）》曾记载浙江临安、江山县（现江山市）有铁皮石斛分布，同时记载尚有铜皮石斛分布，但在1993年出版的《浙江植物志》第7卷只收录了细茎（铜皮）石斛，未能收录铁皮石斛，其书作者还特意强调"我们未见浙江产的（铁皮石斛）可靠标本"，可见浙江省的野生铁皮石斛已属濒危难见。

### 2. 铁皮石斛是丹霞地貌的一颗明珠

笔者调查发现，从福建北部的崇安、武夷、浦城向南至南靖和溪，并延伸到广东韶关直至

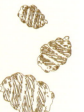

广西桂平，均存在少量铁皮石斛原生态种群，而这些地区大多属于丹霞地貌。由此可见，丹霞地貌中广泛分布着铁皮石斛种群。2014年浙江新昌发现的野生铁皮石斛也同样生长在丹霞地貌区域，进一步印证了这一规律。

### 3.铁皮石斛主要种源

关于铁皮石斛的种源起源地，历史记载显示其最早发源地应为安徽大别山地区，但该物种在安徽并未形成规模。笔者认为浙江省是铁皮石斛种质资源的主要发源地之一，其地位尤为重要；而丹霞地貌区域生长的铁皮石斛更是独具特色，可视为重要的原生种源之一。另一支系则分布于云南、贵州等高原地区，其种群特征与前述种源存在显著差异。值得注意的是，四川省虽是我国传统石斛药材的重要产区，但铁皮石斛的分布记录却异常稀少，这一现象值得深入探究。

## 四、铁皮石斛从濒危到起死回生的始末

由于铁皮石斛的种源几乎消失殆尽，必须全力挽救，目前的主要措施是采用组织培养（简称组培）技术，将铁皮石斛由野生变为栽培。这里有一段鲜为人知的历史：20世纪50年代，我国留学生在国外掌握了组培技术并带回国内，但未继续深入研究。直到20世纪70年代后期才开始研究，同时国外对兰花的组培特别是蝴蝶兰的组培研究获得了成功，国内引入这一技术也才获得成功。据笔者调查，我国已有4人研究这个课题获得成功，其中一位学者在云南进行的蝴蝶兰和铁皮石斛研究均获成功。另外一位学者不但在铁皮石斛组培获得成功，而且在霍山石斛的组培中，也大获成功。同时浙江省有学者从组培到人工栽培获得成功，并且进行了大面积的栽种，引起了国内广泛的重视和实践。国家林业局（现为国家林业和草原局）对此极为重视并进行调查研究，认为这对石斛的研究是一项重大突破。

1999年9月，国家濒管办组织了在浙江天台召开的"从野生铁皮石斛经过组培为栽培品"的鉴定会。参加的专家有吉占和、刘铁城、包雪声、顺庆生、徐珞珊、罗紫娟、赵岳平。经广泛讨论，达成共识：一是将铁皮石斛学名定为 *D.officinale* Kimura et Migo；二是用根尖作外植体培养出根系发达的苗壮组培苗；三是该成果为国内首创，达到同类研究的国际先进水平。自此鉴定会后，浙江省其他地区及全国各地建立起了相关机构，风靡全国。

铁皮石斛由野生变栽培使其产量大幅增长。据调查，从20世纪末至今每年有万吨以上的铁皮石斛鲜品应市，但是，由于栽培种的种源混乱、种群混乱，各地无人监管也无法监管，造成了60%以上的样品达不到《中国药典》规定的浸出物含量≥6.5%的标准，使铁皮石斛质量大幅下降。所以，近30年来铁皮枫斗每500 g销售价由3 000～5 000元下降到500～600元比比皆是，这个现状如何应对值得深思。

与铁皮石斛相关的细茎石斛：长期以来，研究石斛的学者对细茎石斛非常关注，它的学名也经过了两次修改。因为它在石斛中是个广谱的种群，同时用它做成的枫斗可以混充铁皮石斛，在安徽它也能混充霍山石斛，因此被业者所利用。其既可作为花卉盆栽在大城市中销售，又可作为石斛用于养生。

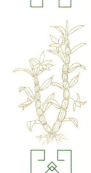

## 五、铁皮石斛原植物的鉴定说明

20世纪中期、21世纪初期，由于铁皮石斛风靡全国，铁皮石斛的产业机构均纷纷要求对铁皮石斛的原植物进行鉴定。笔者收到近30份铁皮石斛标本要求鉴定，经鉴定广西桂平和浙江新昌两份标本为原生态铁皮石斛，其他均为栽培品。奇怪的是，笔者所收到的标本中未见到"紫秆"的铁皮石斛，铁皮石斛有四个生态型，即青秆、紫秆、软脚、硬脚。在笔者参观不少的铁皮石斛种植企业中，发现铁皮石斛的种源和种群混乱，也发现他们种植的方法各自保密，自以为是，这造成了前面所讲的混乱，这种混乱将导致铁皮石斛质量下降而产量大幅增加，从而形成了当前的局面，因此，必须重视科学的组培和种植，不能"自毁长城"。

## 六、铁皮石斛可持续发展的资源保护

### 1.石斛养生的正本清源

2 000多年来，从《神农本草经》的记载开始，到近年出现的"近似种"，人为造成了石斛药材的混乱。近几十年来，笔者非常关注这种现象，认真探索几十种石斛植物中究竟有几种是符合《神农本草经》所指的养生石斛。经调查研究、考证，在明代以前主要有两种石斛，即铁皮石斛、霍山石斛。这两种石斛的性味、功能、主治经过实践证明，与《神农本草经》记载相吻合。金钗石斛从明代起得到大量应用，因其功效偏于清热，以临床应用为多。

对两种养生石斛制成的枫斗，群众的认知度远远高于两种石斛本身，这是一种奇特的现象。群众认为长期服用这两种枫斗可增加免疫力，可以减少感冒等的症状，这种认知是否过于简单？经笔者等分析，《神农本草经》中所记载的石斛所具有的强阴、益精、轻身、延年等功效，归纳起来为"固本、培元"四个字，它们是两种枫斗的精华所在。笔者认为老祖宗传下的经典论述再过几千年也有价值。

笔者多年来对保健品的调查研究发现，在兴盛时如20世纪八九十年代，市场上的各种保健品有千种以上，但是它们大多数如过眼烟云，而铁皮石斛、霍山石斛枫斗则是先辈们留下的宝贵遗产，这两种枫斗值得我们加以保护。但是栽培种和原生态种的疗效是否一致，还值得我们进一步研究。

### 2.铁皮石斛的种、种源、种群混乱引起质量下降，必须引起注意

铁皮石斛的种、种源、种群混乱引起质量下降，这一问题应引起业界的高度重视。应该组织铁皮石斛的生产企业和种植户共同制订道地种源、组培苗、人工栽培以及加工枫斗的操作规范，加强管理，达成统一认识，并制订种源鉴别，完善铁皮石斛质量标准的评价指标。过去30年，石斛行业取得了不少成绩，现在更应该下定决心，制订相应的措施，否则就会令过去几十年的研究付诸东流。

### 3.加强对铁皮石斛野生种源的保护

现在铁皮石斛野生种源已近枯竭，要恢复到过去种源丰富的状况实属不易。近年来，有人提出为了恢复铁皮石斛的原生态，准备采取无人机播种，这个方法听起来很有创意，但是我们首先需要明确种子是原生态种子还是栽培种子？因为原生态的种子已经很难找到，只有组培苗栽培的种子。其次，播种后如何监测出苗率、物候期等指标，这涉及生态地质学、生物学、遗传学、真菌学等一系列问题。最后，这样的方式能否真正恢复原生态？这些问题都值得考量。

近日获悉，一些地方还零星存在着原生态的铁皮石斛。对于这些铁皮石斛，必须加强保护，这项任务必须具体落实，以期留下这些稀有的原生态铁皮石斛，造福后世子孙。近十年来，有些浙江企业在云南开展了组培、大棚栽培，取得了成功，而且云南生态条件对铁皮石斛植株的生长有较大的优势。接下来，开展不同道地产地、仿野生铁皮石斛与大棚种植铁皮石斛的功效比较，也应尽快提上日程。

### 4.石斛为国家重点保护野生植物

在《国家重点保护野生植物名录（2021版）》中，石斛属所有种（除曲茎石斛和霍山石斛被列入一级保护外）均被列入二级保护。石斛属植物所有种还被列入2023年《濒危野生动植物种国际贸易公约》（CITES）附录Ⅱ，受到保护。鉴于此，希望有关人员自觉遵守法规，增强对野生石斛属植物的保护意识。

## 七、铁皮石斛溯源脉络的思维与逻辑

铁皮石斛的历史溯源：一种观点认为，宋代《证类本草》中记载的温州石斛即铁皮石斛；另一种观点认为，1848年吴其濬著的《植物名实图考》书中描绘的三种植物的墨线图，其中一种像细茎石斛，实际可能是铁皮石斛。笔者等用逆向思维和考古的方法，根据约2 000年前西汉《范子计然》记载的"石斛出六安"，而东汉至魏晋，约400年跨度的《名医别录》记载石斛"生六安山谷、水傍石上"。经现代实地考察证实大别山区存在三种石斛属植物，除霍山石斛外，还有铁皮石斛、细茎石斛。因此，这条脉络是从2 000年前——1 000年前的宋代——1848年——现代的铁皮石斛。所以笔者等将2 000年前记录的三种石斛和三个独立的种，用现代的科学方法精细解剖了这三种石斛的花、果实和种子，证实了三种石斛的独立性和其亲缘关系，特别重要的是，它们与现代《中国植物志》描述的完全一致，可以想象它是符合科学逻辑的，这份资料十分珍贵。

铁皮石斛的学名溯源：在20世纪70年代初，我国出版的《高等植物图鉴》中铁皮石斛用的拉丁文学名*Dendrobium candidum* Wall. ex Lindl.是1838年由沃尔和林德定的，而且是以黑节草署名。这个学名从20世纪30年代已经开始使用了，从70年代到80年代，甚至到2005年，我国众多文献中还采用这个学名。1999年出版的《中国植物志》第19卷中

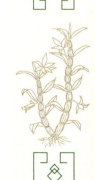

将铁皮石斛学名订正为*Dendrobium officinale* Kimura et Migo，实际上，在80年代以前，我国有些文献中就已接受了这个新的学名，同时改为铁皮石斛，这个学名是由木村康一和御江久夫所定。他们二人在我国收集的铁皮石斛的新鲜样品计36份，经鉴定，其中31份为*D.officinale*；枫斗样品计13份，除1份为*D.moniliforme*外，余也皆为*D.officinale*。可以看出，木村康一等对铁皮石斛的调查是多么细致，它的学名应不应该继续存在和使用，应让学者们来评判。2009年出版的《中国植物志》（英文修订版）将铁皮石斛的学名改为*D.catenatum* Lindley.（这一学名是1830年由林德定的），并将铁皮石斛的中文名改为黄石斛，这一议题再次引起植物分类学和药学界的激烈讨论和研究。笔者认为，木村康一定的学名是正确的，是符合科学实践精神的，同时是不该被改变的。试问林德定的两个学名是一份还是两份模式标本？一个是1838年，一个是1830年，究竟如何解释？这又是一个逻辑性的问题。

铁皮石斛的种—种源—种群：按照逻辑学来说，这条脉络很单纯，但是在产业发展过程中，由于没有遵照自然规律而导致了混乱。铁皮石斛现在多用的原生种源主要分为丹霞种与高原种两大类型，二者具有显著的差异。然而历代对原生种群的过度采挖致使种源濒临枯竭。为恢复种群生机，只能利用极少数残存原生种进行组培扩繁，由此引发的组培热潮却加剧了生态紊乱：由于铁皮石斛属广布种，各地盲目引种过程中既有异地采购组培苗的行为，也存在直接在原产地采集原生种仿效组培的现象，特别是种苗商业化流通（已丧失原生态属性）导致种质混杂，进而引发种群遗传结构紊乱。加之该物种本身存在数种生态型，多数从业者未能厘清种—种源—种群间的关系，致使所谓"组培苗"在全国范围无序推广。最终形成年产超万吨却60%不符合《中国药典》标准的产业困局——产量膨胀伴随质量滑坡，市场价格随之崩盘。这深刻印证了违背物种自然演化规律终将导致生态与经济双重反噬的客观法则。现在有人提出要培植铁皮石斛的新品种，这件事不是那么简单，不能急功近利，应遵守科学规律，制定合理的发展计划，才是正道。

（顺庆生）

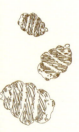

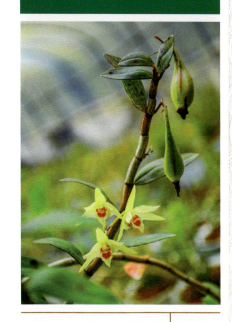

第二章

铁皮石斛生物学特性及三种石斛的精细解剖

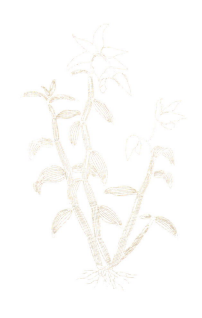

# 中国铁皮石斛

## 【铁皮石斛茎的横切面构造】

新鲜茎，横切面直径2.8～3.1 mm，呈圆形，边缘有不规则波状，每2～3个波状中夹有1个深波状弯曲。角质层厚约6.5 μm，有层纹；表皮细胞1列，扁平，外壁及侧壁稍增厚、木化，切向7.9～26.3 μm，径向4～8.4 μm；皮下层有1～2列细胞壁，稍厚。基本薄壁组织细胞大小近似，围绕维管束的一圈细胞较小。维管束略排成4～5圈，切向83.2～153 μm、径向104.2～260 μm；外侧纤维群新月形至半圆形，由2～4列纤维组成，纤维多角形，直径7.9 μm，壁厚2.6～5.2 μm，其外缘嵌有细小薄壁细胞，有的含硅质体碎块；管孔直径15.7 μm，内侧具1～2列纤维群，纤维直径18.4 μm，壁厚1.3～5.2 μm。铁皮石斛茎的横切面构造图，见图2-3。

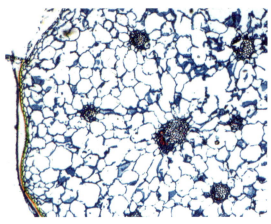
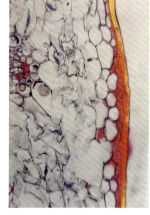
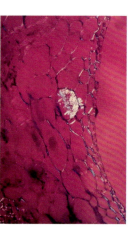

A.铁皮石斛茎横切面组织图　　　　　B.表皮细胞　　　C.组织中的结晶（偏振光下）

图2-3　铁皮石斛茎的横切面构造图

## 【铁皮石斛粉末显微特征图】

铁皮石斛粉末显微特征图，见图2-4。

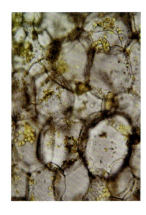
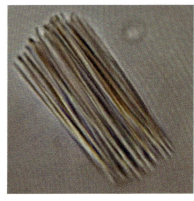
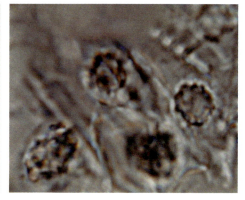

A.薄壁细胞　　　　　　B.针晶束　　　　　　C.硅质块

图2-4　铁皮石斛粉末显微特征图（胡浩彬摄）

## 二、铁皮石斛、霍山石斛、细茎石斛的精细解剖

铁皮石斛、霍山石斛、细茎石斛出现在2 000多年前的安徽六安大别山区，各自独立植根于这个特别的地区，虽然2 000多年来大自然和社会经历了数不清的变化，但它们始终植根于此。在比较这三种相似植物的亲缘关系时，笔者通过对三种植物进行精细解剖发现，它们的生殖系统比较相似，但是它们各自独立生存至今，这值得我们深思。

### 1.铁皮石斛、霍山石斛、细茎石斛花的精细解剖图

铁皮石斛、霍山石斛、细茎石斛花的精细解剖图，见图2-5至图2-7。

铁皮石斛花的精细解剖图

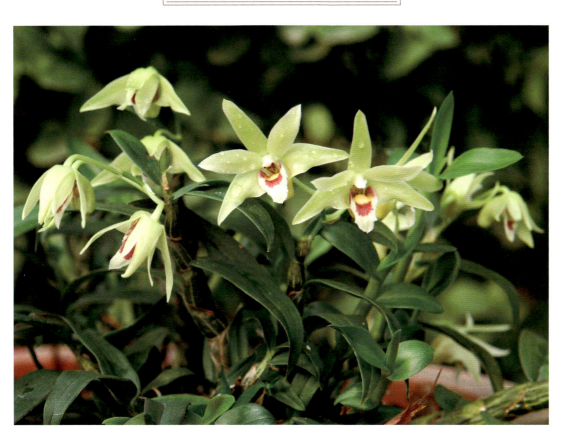

A.铁皮石斛花的原植物

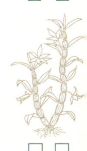

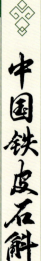
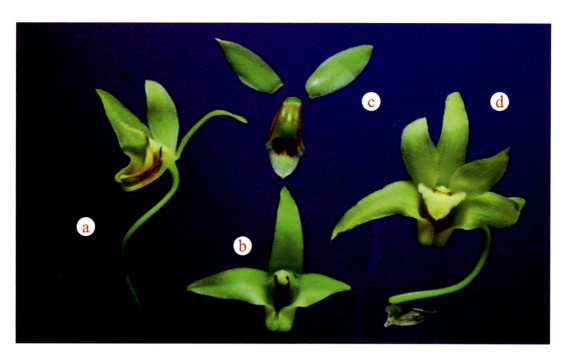

B.铁皮石斛花的精细解剖图（一）

a.一朵花的纵切示唇瓣、侧萼片和合蕊柱足共同构成萼囊，储藏蜜汁；b.花瓣拆下示萼片3和合蕊柱，侧萼片基部较宽阔，合成萼囊的外壁；c.花瓣3，示唇瓣在下；d.一朵花的外形，基部有一长卵形的苞片。

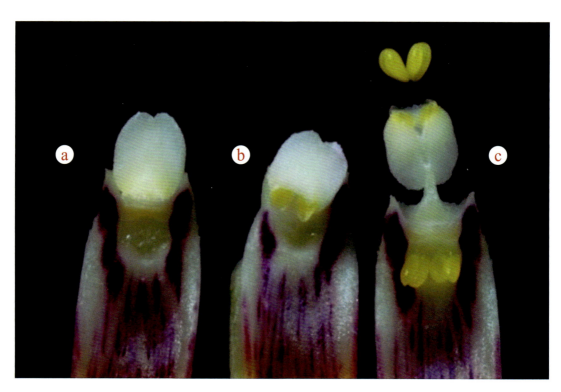

C.铁皮石斛花的精细解剖图（二）

a.合蕊柱上半示药帽、蕊喙（合蕊柱先端的黏性突起位于药帽的下方）其下的柱头腔内富含黏液；b.在花粉块失去后可见药囊2室，每室内有黄色的隔膜1~2；c.花粉块离开药帽，而药帽由受精管连接。

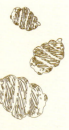

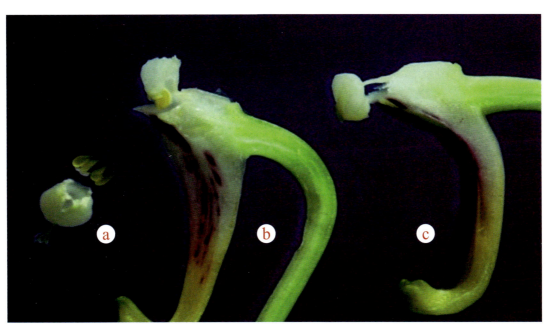

D.铁皮石斛花的精细解剖图（三）

a.药帽腹面观示腹面靠一条三角状的细柄与合蕊柱相连，有利于昆虫离开时掀起药帽带走花粉块，药囊2室，各含蜡质的花粉块2；b.合蕊柱纵切面，可见药帽中还剩一个药室；c.合蕊柱足的基部有3个胼胝体以分泌蜜汁。

图2-5　铁皮石斛花的精细解剖图

霍山石斛花的精细解剖图

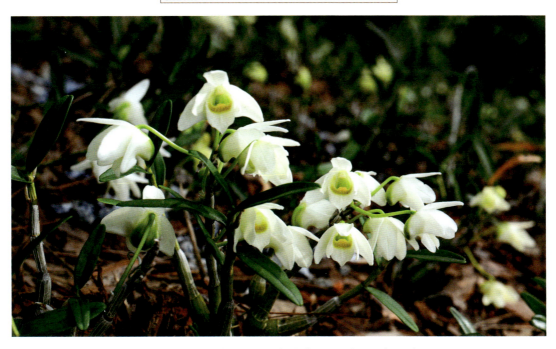

A. 霍山石斛花的原植物（"石斛求真"课题组2015年5月摄）

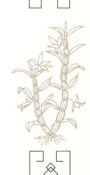

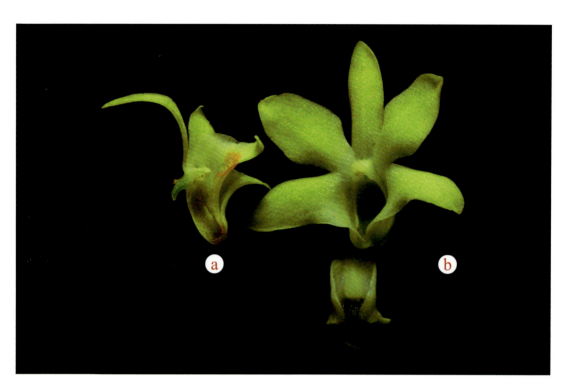

B.霍山石斛花的精细解剖图（一）

花白色，稍有香气。中萼片卵状披针形，侧萼片镰刀状披针形，萼囊短钝而近长圆形，花瓣卵状长圆形。a.花纵切；b.取下唇瓣之花。

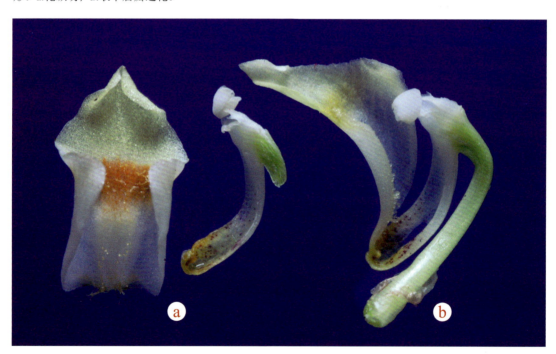

C.霍山石斛花的精细解剖图（二）

a.唇瓣中部有黄色斑块，基部毛更长，合蕊柱纵切；b.合蕊柱与唇瓣纵切，蕊柱足基部为胼胝体并加厚成蜜腺或有2～3个蜜腺凸起，或有毛状或片状凸起。

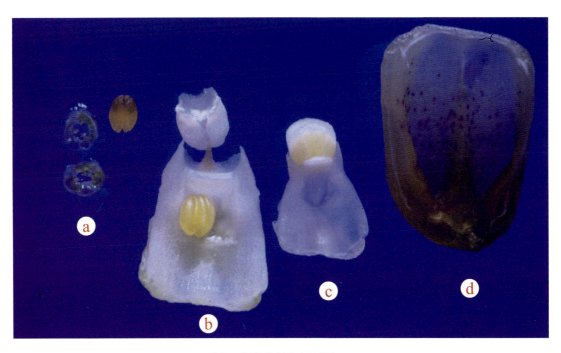

D.霍山石斛花的精细解剖图（三）

a.花粉块和药帽切面；b.合蕊柱的上部，示药帽、花粉块、蕊喙及受粉面；c.把药帽翻起示药帽与合蕊柱的连接；d.合蕊柱足的基部，示两侧及中央加厚成蜜腺。

图2-6　霍山石斛花的精细解剖图

## 细茎石斛花的精细解剖图

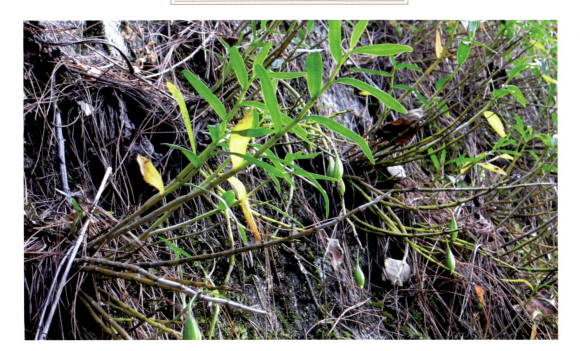

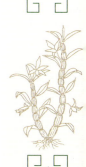

A.细茎石斛的原植物

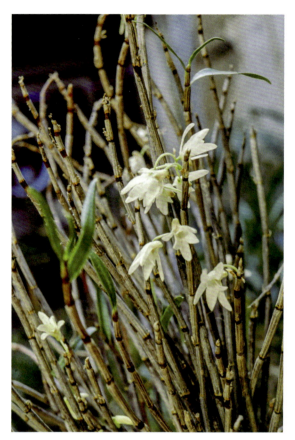

B.细茎石斛花的原植物

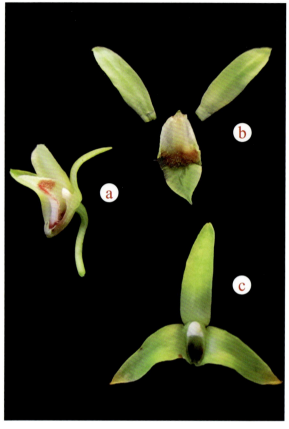

C.细茎石斛花的精细解剖图（一）

花白色有香气。a.一朵花的纵切示唇瓣，侧萼片和合蕊柱足共同构成萼囊，储藏蜜汁；b.花瓣3，示唇瓣在下；c.萼片3，基部较宽，合成萼囊的外壁，和合蕊柱形成萼囊。

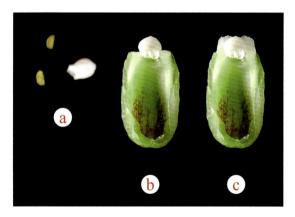

D.细茎石斛花的精细解剖图（二）

a.药帽外形图；b.药帽翻转，示合蕊柱先端的黏性突起位于药帽的下方；c.合蕊柱和药帽全图，药帽在合蕊柱上端，其下的腔内富含黏液。

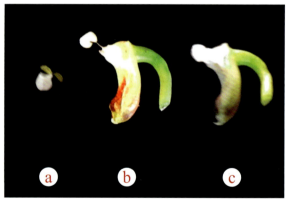

E.细茎石斛花的精细解剖图（三）

a.药帽腹面观；药囊2室，各含蜡质的花粉块2；b.示合蕊柱，可见药帽和受精管与合蕊柱连接；c.示药帽与合蕊柱紧密连在一起，合蕊柱足基部有胼胝体3。

图2-7　细茎石斛花的精细解剖图

### 2.铁皮石斛、霍山石斛果实及种子解剖图

铁皮石斛属兰科植物。兰科植物在植物界属微子目。种子微小而极多，无胚乳。虽然铁皮石斛的种子数量很大，每个果实内约有9万颗成熟的种子，但由于种子没有胚乳，自身不能提供营养，种子散播后，其对生长环境要求相当苛刻，需要外界提供营养以支持其发芽生长，尤其是需要真菌提供营养。在中国东部地区发现，在丹霞地貌区域还能找到其原生态的野生种，这一发现还需要我们深入研究，特别是需要按照植物地理学和生物学的原则进一步探讨其生长环境。

铁皮石斛、霍山石斛果实及种子解剖图见图2-8至图2-9。

 铁皮石斛果实及种子解剖图

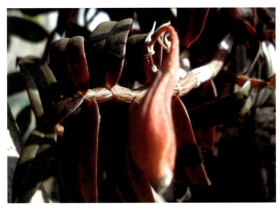

A.铁皮石斛果株

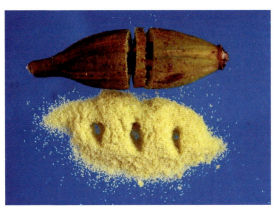

B.铁皮石斛果实横切及大量种子

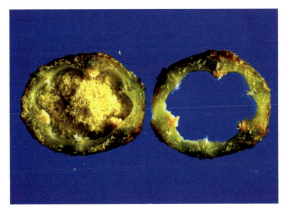

C.铁皮石斛子房横切面：内藏极多种子

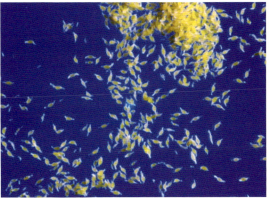

D.铁皮石斛种子为黄色，两端为白色翅

图2-8　铁皮石斛果实及种子解剖图

铁皮石斛种子计数。一个果实共分36块，然后取其4块计数，分别是：①2 239颗；②2 145颗；③7 350颗；④8 462颗。上述4块相加=20 196颗，再除以4，即每块平均数=5 049颗，乘以36即为全果实的数目：5 049×36=181 764颗，每一个果实种子>18万颗，其中约有半数是发育不良的，那么成熟的种子也至少有9万颗。

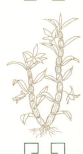

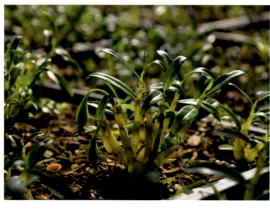

A.霍山石斛　果株

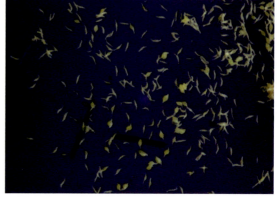

B.霍山石斛　果实

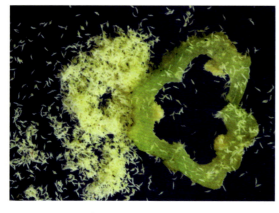

C.霍山石斛　子房横切，示侧膜胎座3

D.霍山石斛种子

中间鼓起为黄色，两端种子极多为翅，尚有部分未成熟种子（白色）。

图2-9　霍山石斛果实及种子解剖图

　　霍山石斛种子计数。一个果实共分36块，然后取其4块计数，分别是，①1 120颗；②1 072颗；③3 675颗；④4 234颗。上述4块相加＝10 101颗，再除以4，即每块平均数约＝2 525颗，乘以36即为全果实的数目：2 525×36＝90 900颗，每一个果实种子＞9万颗，其中约有半数是尚未成熟的，那么成熟的种子也至少有4.5万颗。

　　霍山石斛属兰科植物。兰科植物在植物界属微子目。其种子微小而极多，无胚乳。

（顺庆生）

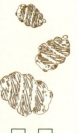

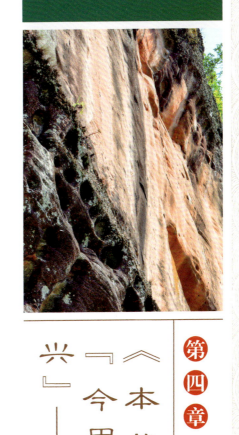

第四章

《本草经集注》"今用石斛，出始兴"——丹霞铁皮石斛

铁皮石斛（*Dendrobium officinale* Kimura et Migo）是兰科（Orchidaceae）石斛属（*Dendrobium*）多年生草本植物，作为一味传统珍贵中药材，被历代医家所推崇。据《中国植物志》第19卷（1999年）记载，野生铁皮石斛分布于安徽西南部（大别山）、浙江东部（鄞州区、天台、仙居）、福建西部（宁化）、广西西北部（天峨）、四川（地点不详）、云南东南部（石屏、文山、麻栗坡、西畴），生于海拔达1 600 m的山地半阴湿的岩石上。

# 一、国内铁皮石斛野生资源濒危现状概述

## （一）文献报道野生铁皮石斛资源情况

检索近年文献显示，在中国境内铁皮石斛野生资源的分布相较于《中国植物志》（1999年）中记载有所增加，如部分地区分布有零星铁皮石斛群落，但在《中国植物志》中并未被记录，对其进行进一步整理完善，有助于铁皮石斛野生资源濒危现状的保护与研究。

生长地域的不同，会影响铁皮石斛植株生长，形成不同的生态型或地理居群，其附生基质也不尽相同。在华东地区，铁皮石斛常附生在火山岩或花岗岩的岩壁表面；在云贵高原地区，铁皮石斛多附生在森林的树干上或石灰岩的石壁表面；而在广东、福建、浙江、湖南等具有丹霞地貌的区域，野生铁皮石斛多生长在丹霞石壁的表面。

### 1. 火山岩或花岗岩地貌野生铁皮石斛的发现

倪勤武等于1999年在浙江富阳湖源发现了野生铁皮石斛群落，这是浙江省境内野生铁皮石斛的首次记录，而当时野生铁皮石斛在当地存量已极少；金琰琰等于2012年3月至2013年4月对皖西大别山区的6个乡镇，先后进行了十余次的野外调查，最终发现4处野生铁皮石斛的资源，数据显示安徽的铁皮石斛野生资源仅在个别地方有零星分布，且生长环境条件苛刻，这表明安徽省的野生铁皮石斛资源分布区域正迅速减少，野生资源已面临濒危局面。

### 2. 喀斯特地貌中野生铁皮石斛的发现

雷衍国等于2007年8—11月对桂西北3个保护区进行野外调查，仅发现5丛铁皮石斛，表明当时在桂西北地区的野生铁皮石斛资源因人为过度采集而面临濒危；覃国乐等2011年报道对广西木论自然保护区铁皮石斛种群资源开展调查，数据显示木论喀斯特地貌中适宜铁皮石斛生长的环境条件苛刻，它们只能生活在附生苔藓的岩石壁上和沟槽较多的阔叶林树皮上。根据样方面积中铁皮石斛的蕴藏量和喀斯特地貌面积比例估算，当地野生铁皮石斛资源总量不超过50 kg，已处于濒危状态。据2003年版《云南植物志》（第十四卷）记载，在当时云南的野生铁皮石斛主要分布于贡山、石屏、文山、西畴、麻栗坡、广南等地的海拔1 600~2 000 m处。何涛等在2008年结合野外实地调查和标本查阅的结果，发现四川野生铁皮石斛分布于汉源、甘洛、金阳地区，生于海拔400~1 500 m的岩石或树木上。2023年，明兴加等在四川省雅安市石棉县王岗坪彝族藏族乡收集到了附生于海拔1 400~1 500 m林中树

干上的野生铁皮石斛株丛，亦为四川省境内新分布记载。

### 3.丹霞地貌的野生铁皮石斛的发现

何平荣等在2001—2007年对湖南省新宁县崀山国家地质公园内丹霞地貌风景区内的铁皮石斛进行了持续的生物学观测，并走访当地经验丰富的药农和进行实地取样调查，根据样方面积中铁皮石斛的蕴藏量与丹霞地貌面积比例估计，在当时崀山丹霞地貌风景区内所有野生铁皮石斛资源仅有15~20 kg，已经处于濒危状态。林建丽在2009年调查了福建省中亚、南亚热带8个具有典型铁皮石斛群落分布的自然保护区，他们认为邵武将石自然保护区是当时福建省铁皮石斛分布最多的区域，且仅在丹霞地貌的岩壁上发现有铁皮石斛分布。何金祥等报道于2014年6月在浙江新昌发现并拍摄到了野生铁皮石斛，还采集了植株进行保护性栽培。采集地点名为穿岩十九峰，该地是地质学上典型的丹霞地貌。赵仁发等人调查了粤东北地区的2市4县7点，发现了在龙川、平远、蕉岭、梅县的野生铁皮石斛，并对其生物学特性、伴生植物或附生树种、生态环境进行了记录，他们发现铁皮石斛主要生长在丹霞地貌的裸露岩石及原生态林区阴坡、半阴坡的树上、岩石上。

### （二）丹霞地貌区域的铁皮石斛为现存铁皮石斛主要种源之一

广州中医药大学"石斛求真"课题组近十年对铁皮石斛传统的道地产地（广东、广西、浙江、福建、湖北、云南）等的野外生境进行了考察，主要在丹霞地貌区域、丹霞石壁表面发现尚有零星的野生铁皮石斛分布，而在石灰岩、火山岩或花岗岩地貌地区几乎未搜寻到野生铁皮石斛踪迹。所以结合《中国植物志》（1999年）及上述文献，现存的野生铁皮石斛主要分布于安徽西南部（大别山）、浙江（鄞州区、天台、仙居、富阳、新昌）、四川（汉源、甘洛、金阳）、福建西部（宁化、龙岩、泰宁）、广西西北部（天峨）、广东（仁化、龙川、平远、蕉岭、梅县）、云南东南部（贡山、石屏、文山、麻栗坡、西畴、广南）。

我国目前人工种植铁皮石斛主产区位于浙江、云南、广东、广西、福建、江西等南方地区，于是"石斛求真"课题组前期根据野外观察，基于分布地貌结合HPLC特征图谱分析的结果，提出了铁皮石斛道地种源可分为"丹霞铁皮种""浙江本地种""铁皮兰种""云南广南种"等，而在丹霞地貌区域野外考察的过程中，"石斛求真"课题组与当地药农和种植企业交流得知，早在改革开放时期，便有浙江、江西人到韶关丹霞地貌区域大量采摘野生铁皮石斛，带回进行组培并大规模栽培。由此，笔者推测韶关地区丹霞地貌区域的野生铁石斛是铁皮石斛的主要种源之一。

综上可知，野生铁皮石斛由于对于生长环境要求极为苛刻，自然繁殖率低、产量低，但因其药用价值和经济效益高，人们长期对其进行毁灭性的采挖，再加上生态环境被破坏，最终导致野生铁皮石斛种质资源的破坏和枯竭。世界自然保护联盟（International Union for Conservation of Nature，IUCN）将铁皮石斛列为极度濒危物种（CR），在2021年8月公布的《国家重点保护野生植物名录》中，其被列为国家二级保护野生植物。由此可见，开展铁皮石斛野生资源的调查及保护工作迫在眉睫。本研究基于"石斛求真"课题组近十年来对广东

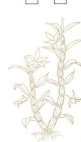

韶关丹霞地貌区域铁皮石斛野生资源的分布和生境进行的跟踪调查，分析其资源储藏量及生存现状，为制订丹霞铁皮石斛野生资源的保护策略提供依据。

## 二、铁皮石斛在韶关丹霞地貌区域的发现与药用历史

### （一）"今用石斛，出始兴" "以广南者为佳" 的本草考证

石斛最早被记载于《神农本草经》，其被列为上品，书中记载："石斛，味甘、平。主伤中，除痹，下气，补五脏虚劳羸瘦，强阴。久服厚肠胃，轻身延年。一名林兰，生山谷。" 可见这里并未提及具体的产地；宋末元初刘信甫在《新编类要图注本草》中首次记载了石斛的外观特点："今用石斛，出始兴。生石上，细实……" 见图4-1。经考证，南北朝梁代的"始兴郡"即指今天的韶关地区（含始兴县）；北宋官方出版的《本草图经》中进一步指出石斛"今荆、湖、川、广州郡及温、台州亦有之，以广南者为佳"，这里"以广南者为佳"的"广南"即指当时的"广南路"，包括了"广南东路"和"广南西路"，即如今的广东和广西地区。《本草图经》收集了当时全国各郡县的草药图，具有官修之图的地位，由此可见，在北宋时期，广东、广西、浙江等地已是石斛的道地产区。明朝官方的《本草品汇精要》则更加明确了石斛的道地产区："广南者为佳"。

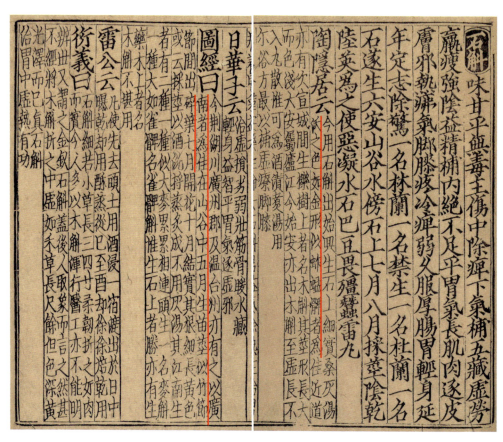

图4-1 《新编类要图注本草》刘信甫 宋末元初刊

### （二）野外考察证实陶弘景记载的石斛即指铁皮石斛

在1 500多年前，陶弘景虽记载了"今用石斛，出始兴"，但此处提到的石斛究竟是什么品种，众说纷纭。广州中医药大学"石斛求真"课题组自2013年起，对广东韶关地区开展了广泛的野外调查，发现了生长在丹霞绝壁上的石斛，具有"开黄花""生石上""细实""形似蚱蜢髀""铁锈斑点明显"等特点，见图4-2；并经过多年、多点的持续观察，证实陶弘景记载的石斛即为铁皮石斛，同时也表明铁皮石斛的确切药用历史在1 500年以上。

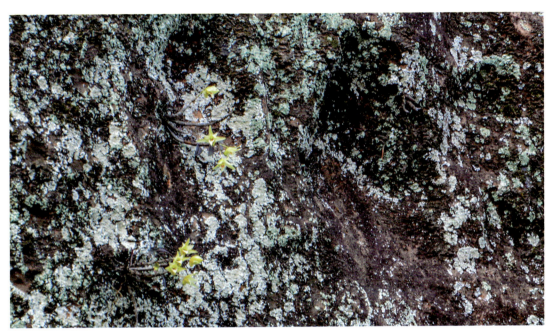

图4-2　丹霞绝壁上的野生铁皮石斛，"生石上"、具"形似蚱蜢髀"之茎

### （三）韶关丹霞地貌的自然地理状况

广东省韶关地区的丹霞地貌主要位于韶关市仁化县境内，位于南岭山脉中段，属于典型的亚热带湿热季风气候，年均气温为19.7℃，1月份平均气温为9.3℃，7月份平均气温相对较高，为28.4℃，极端最高气温为38.5℃，最低气温为-5.4℃。年均日照总数1 721小时，年均降水量为1 715 mm，其中3—8月降水量约占全年的75%。

"丹霞层"这一概念是由地质学家冯景兰在1928年根据仁化县丹霞地貌红砂岩层的颜色和周围相应地层而提出，在1954年被正式确定为"丹霞地貌"，最终将"丹霞地貌"界定为：以赤壁丹崖为特征的红色陆相碎屑岩地貌，以"顶平、身陡、麓缓"为其特征。山体纵横、沟壑丛生、孤峰突起、多岩崖陡壁，如图4-3，该处的丹霞地貌以其特有的地形地貌和适宜的气候条件，孕育出了独特的丹霞地貌区域自然生态系统，区域内生物多样性丰富，一直是众多学者关注与研究的热点地区，但主要研究方向集中在特殊地貌的成因分析、区内植物群落生态调查等，对于丹霞地貌区域铁皮石斛野生资源的研究仍属空白。

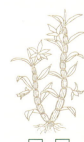

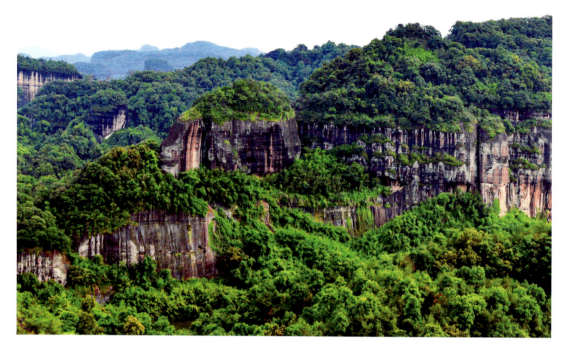

图4-3 韶关丹霞地貌 山体纵横、赤壁丹崖

### 三、丹霞铁皮石斛野生资源调查

#### （一）调查方法

在本草考证的基础上，"石斛求真"课题组近十年开展了广泛的实地调查研究，尤其对铁皮石斛传统道地产地（广东、广西、浙江、福建、湖北、云南）等的野外生境进行了考察，并对发现的铁皮石斛野生资源进行了数年的跟踪观察。笔者通过查阅并整理"石斛求真"课题组历年来对于丹霞地貌区域野生铁皮石斛的考察记录，统计整理野生铁皮石斛在韶关丹霞地貌区域的分布点，并于2023年4月23—25日采用线路调查法再次实地考察核实*。由于现存野生铁皮石斛居群均生长在岩壁上，部分调查地点高耸险峻，人类难以到达，只能使用长焦镜头远距离拍摄野生铁皮石斛照片，以指北针测量野生铁皮石斛着生地的坡向，用测角仪测量坡度，用全球定位系统（GPS）测量经度、纬度和海拔，根据所摄图像对铁皮石斛株丛进行计数，以估算各调查点铁皮石斛居群面积。本次研究确认的主要调查地点有11个，分别为：地点1-11。

#### （二）调查对象

广东省韶关地区丹霞地貌区域已被发现的铁皮石斛野生资源。

＊ 本研究得到广东省科技专项资金项目（2019年韶关市大专项，编号210316166270419）："广东珍稀南药丹霞铁皮石斛的生态种植及可持续利用"的资助，特此感谢！

## 四、丹霞铁皮石斛野生资源生存现状及生境分析

### （一）分布范围、面积与数量

经过"石斛求真"课题组近十年来的跟踪调查，笔者总结发现，韶关丹霞地貌区域内的野生铁皮石斛主要分布于缓坡和较广阔的崖壁上。在5—6月开花时节，各调查点生长的铁皮石斛经魏刚研究员鉴定为铁皮石斛（*Dendrobium officinale* Kimura et Migo）。各调查地点铁皮石斛资源情况及地理信息见表4-1。

表4-1 广东韶关丹霞铁皮石斛野生资源分布

| 调查地点序号 | 经纬度 | 实际海拔/m | 储藏量 | 坡位 | 坡向 | 面积估算/m² |
|---|---|---|---|---|---|---|
| 1 | 北纬27°1′<br>东经113°44′ | 107 | 12丛，3丛较大 | 中下 | 西北327.5° | 2 |
| 2 | 北纬27°20′<br>东经113°44′ | 155 | 8丛 | 中上 | 西南224° | 1.5 |
| 3 | 北纬27°2′<br>东经113°43′ | 103.6 | 1丛 | 中下 | 西北307.8° | 0.2 |
| 4 | 北纬27°1′<br>东经113°44′ | 245 | 108丛<br>（大丛较多） | 上 | 东北25.4° | >100 |
| 5 | 北纬27°1′<br>东经113°44′ | 263.5 | 73丛 | 中上 | 西南230.2° | 100 |
| 6 | 北纬27°1′<br>东经113°44′ | 180.3 | 13丛 | 中上 | 东南124° | 15 |
| 7 | 北纬27°1′<br>东经113°44′ | 208.2 | 13丛 | 中下 | 南168° | 10 |
| 8 | 北纬27°1′<br>东经113°44′ | 230.7 | 15丛 | 中部 | 南180° | 0.1 |
| 9 | 北纬27°1′<br>东经113°44′ | 216.2 | 6丛 | 中 | 北352° | 2~3 |
| 10 | 北纬27°1′<br>东经113°44′ | 315.5 | 51丛，<br>4丛较大 | 上 | 东南122° | 30 |
| 11 | 北纬27°1′<br>东经113°44′ | 280 | 3丛 | 中上 | 东南129° | <1 |

注：为保护野生铁皮石斛资源，调查地点经、纬度仅为粗略标注。

上述11个调查点的结果显示，在韶关地区丹霞地貌区域内野生铁皮石斛资源合计仅有300余丛，约3 000 g，已属于极度濒危状态。本研究调查发现的11处野生铁皮石斛居群均生长在岩壁上，且分布较为不均，如调查点3仅分布有1丛大的铁皮石斛，如图4-4；而调查点4分布达108丛，且多为大丛，在单处调查点发现100丛以上的情况在国内已属罕见；此外，调查点8地处高耸险峻的石壁，分布的多为小苗，但分布范围较广，如图4-5c处，由此，本研究推测，该处的铁皮石斛种子是由更高处的山顶因雨水冲刷或风吹掉落至此处散布，形成小型居群。

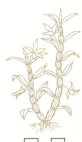

### （三）丹霞野生铁皮石斛植物形态

铁皮石斛为多年生兰科植物，野生铁皮石斛形态（图4-6）与人工种植铁皮石斛有较大差异：茎多数长5~10 cm，丛生，圆柱形，稍呈"之"字形弯曲，多节，稍膨大，具纵皱纹，节部稍内缩，节上有花序柄痕或残存叶鞘。鞘膜脱尽后茎呈紫红色或深红褐色，强光照射下茎可透光。叶少，互生于茎上部，呈纸质或略带革质，无柄，叶片呈长圆状披针形，基部下延为抱茎的鞘，叶片深红褐色或绿褐色，多具铁锈色斑点，边缘和中肋常带淡紫色。总状花序生于无叶茎的上部节上，常具2~4朵花，萼片和花瓣黄色或黄绿色，中萼片长圆状披针形，侧萼片长圆状三角形。花唇瓣淡白色，卵状披针形，近上部中间具有紫红色斑块，下部两侧有紫红色条纹。果实椭圆形，蒴果，长3~5 cm，黄绿色，多具紫红色斑点。花期5月下旬至6月上旬。

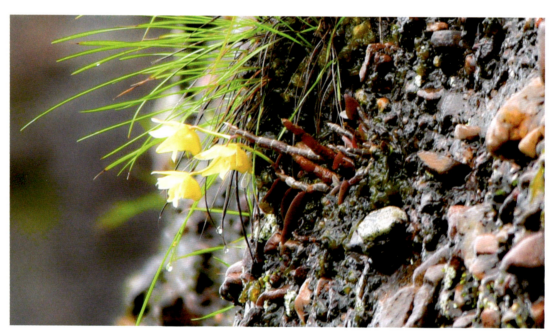

图4-6　野生铁皮石斛的形态（调查点7），其茎紫红色，"形似蚱蜢髀"

## 五、野生铁皮石斛濒危原因与保护措施

### （一）濒危原因

#### 1.自身生物学特性

铁皮石斛是多年生草本植物，但因生长环境恶劣，丹霞地貌区域中铁皮石斛自然分蘖繁殖速度缓慢、繁殖率低，导致其野外资源数量有限。野生铁皮石斛同时进行无性繁殖（分蘖）和有性繁殖，经"石斛求真"课题组长期多处野外观察发现，在野外100余朵野生铁皮石斛花中仅能结果2~3个，且果实一般于秋冬季开裂。虽铁皮石斛每个蒴果里的种子数以万计，且细如粉

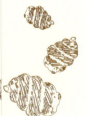

尘，可通过雨水冲刷及风吹远距离散落于周围崖壁的孔隙中，但铁皮石斛坐果率低，种子无胚乳，需与某些菌根真菌共生才能萌发。丹霞地貌区域各坡面呈裸露状态，在铁皮石斛花期未见石壁上有同期开花植物，传粉昆虫缺乏食源——直接影响到传粉媒介的生存活动，从而间接影响到铁皮石斛的传粉和生殖，导致野外自然结实率极其低，加之生长缓慢，自然更新力差，其濒危局面逐年加剧。

### 2.气候变化的影响

野生铁皮石斛生长对于小生境的要求十分严格，而随着全球气候变化，近年气温升高，已明显影响到野生铁皮石斛的小生境。如部分年份春季雨水少，或秋季过度干旱，铁皮石斛严重缺水，难以生长，影响其分蘖，甚至干枯、脱落。此外，由于铁皮石斛是伴生植物，一旦石壁小环境遭到破坏，都会让铁皮石斛失去适生环境，从而间接影响其生长。

### 3.人为长期过度采挖

铁皮石斛系传统名贵中药，民国十五年（1926年）的《始兴县志》中就有浙江人前来采摘的明确记录："药类有石斛，产天柱峰者为最良，色黄而茎卷，故有金钗石斛、耳环石斛之称，亦为始邑特产，每年浙江人来采者颇多。"采药人不惜冒着生命危险，攀岩至高耸的岩壁上，对野生的铁皮石斛进行采摘。现今真正野生的铁皮石斛资源在野外已难觅踪迹，在野外崖壁上能看到的铁皮石斛小苗也多是由原来分布的成年植株被采后所残留的。

## （二）保护措施

野生铁皮石斛已被列为国家二级保护植物，并禁止国际贸易。本调查亦表明，野生铁皮石斛因自身繁殖率低、气候改变影响其生境、人为长期采摘等因素，导致现已极度濒危，继续加强丹霞地貌区域野生铁皮石斛种质资源的保护，不仅是为了挽救珍稀濒危物种，防止野生种的灭绝，更是为了保护物种多样性，保护生态环境，维护生态平衡。

为促进铁皮石斛资源保护与产业和谐发展，笔者提出以下几点建议：

（1）对现已发现的野生铁皮石斛资源进行就地保护；对于野生居群，笔者认为不同居群间应该作为独立的管理对象进行保护；针对铁皮石斛适生环境和历史记载，对其潜在分布区进行实地考察，探寻更多野生资源踪迹并对其开展保护。

（2）大力开展铁皮石斛野外回归和迁地保护工作；针对丹霞地貌区域野生铁皮石斛濒危情况，"石斛求真"课题组于2015年起，对其进行迁地保护工作，经过6年以上持续观察，显示韶关市仁化县丹霞地貌区域铁皮石斛种质资源石上返野生保护取得基本成功，见图4-7至图4-9。

（3）经笔者野外调查观察，发现铁皮石斛生长处常伴有"白斑"及苔藓、地衣等，可采用宏基因组测序等技术开展对铁皮石斛野外共生小环境进行深入探讨，有利于发现共生真菌及明确其抗病机理。

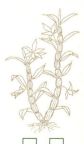

（4）加强对野生铁皮石斛种质资源的保护，进一步完善铁皮石斛石上仿野生种植技术，有利于铁皮石斛优良品种的选育，培育出与野生铁皮石斛品质一致的优质道地药材。

（5）丹霞地貌区域野生铁皮石斛多呈紫红色，与大棚种植的绿色明显不同，深入探讨其适应逆境产生的小分子次生代谢物，有利于厘清仿野生栽培铁皮石斛的药效物质。

（6）积极开发铁皮石斛系列产品并进行科学宣传和推广，倡导铁皮石斛产品分级，规范行业管理，促进铁皮石斛产业绿色可持续发展，从而更好地服务于人类健康。

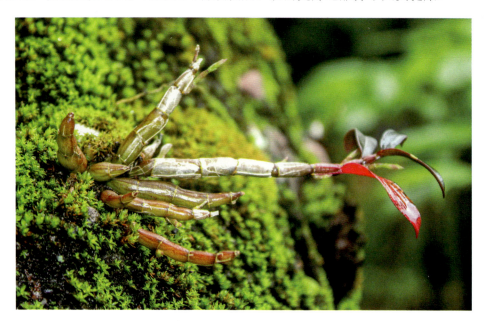

图4-7　韶关丹霞铁皮石斛石上返野生成功

注：“石斛求真”课题组于2015年起便在丹霞石上进行仿野生栽培铁皮石斛工作。

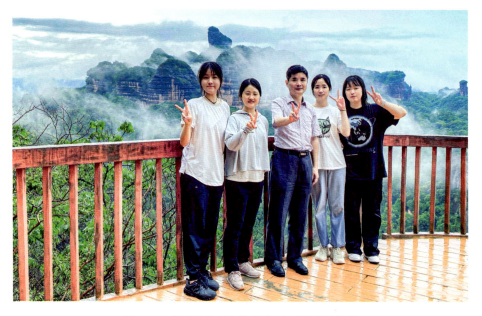

图4-8　“石斛求真”课题组风雨丹霞寻仙草

（刘舒萍　魏　刚）

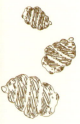

## 六、铁皮石斛本草摘录

**《本草经集注》**（公元492-500年前）

今用石斛，出始兴。生石上，细实，桑灰汤沃之，色如金，形似蚱蜢髀者为佳。

——（南北朝·梁）陶弘景

**《本草图经》**（公元1061年）

石斛，生六安山谷水傍石上。今荆湖、川、广州郡及温、台州亦有之，以广南者为佳。多在山谷中……惟生石上者胜。

——（北宋）苏　颂

**《本草衍义》**（公元1116年）

石斛，细若小草，长三四寸，柔韧，折之如肉而实。今人多以木斛浑行，医工亦不能明辨。世又谓之金钗石斛，盖后人取象而言之。

——（北宋）寇宗奭

**《丹溪心法》**（公元1481年）

金钗石斛*，每二钱洗净，生姜一片，擂细，水荡起，煎沸去渣，食前饮之，补脾清肺甚妙！

——（元）朱丹溪

**《本草蒙荃》**（公元1565年）

石斛，味甘，气平，无毒。多产六安，亦生两广（广东、广西）。茎小有节，色黄类金。世人每以金钗石斛为云，盖亦取其象也。

——（明）陈嘉谟

**《本草汇言》**（公元1624年）

近以温、台者为贵，谓其形似金钗之股，端美可观……不若蜀产者气味清疏，形颇精洁更佳也。蜀人呼为金钗花，今充贡者取川地者进之。

——（明）倪朱谟

**《本草新编》**(公元1691年)

金钗石斛，味甘、微苦，性微寒，无毒……盖金钗石斛，生于粤闽岩洞之中，岩洞乃至阴之地，而粤闽又至阳之方也，秉阴阳之气以生，故寒不为寒，而又能降虚浮之热。

——（清）陈士铎

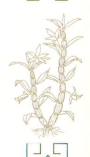

*上述古代本草所说的金钗石斛，结合多年实地考察，主要指铁皮石斛。

《药性蒙求》(公元1856年)

鲜石斛，产浙地，皮如铁色，性寒，清解胃中热毒。

——（清）张仁锡

《药材资料汇编》（公元1959年）

鲜铁皮斗，广东、福建、江西所产，称本山货，茎叶均带紫色，叶瓜子形而厚实，茎脆易折断，折断面深绿色，有浓厚的黏性汁。湖南道县，广西八步所产，亦称本山货，品质好……云南所产茎较粗壮，胶液浓厚，质较好，当地称黑节草，市上称云南铁皮。贵州铁皮、广西铁皮，条干多属瘦长，叶薄而长，带有白色茎衣。

——中国药学会上海分会、上海市药材公司合编

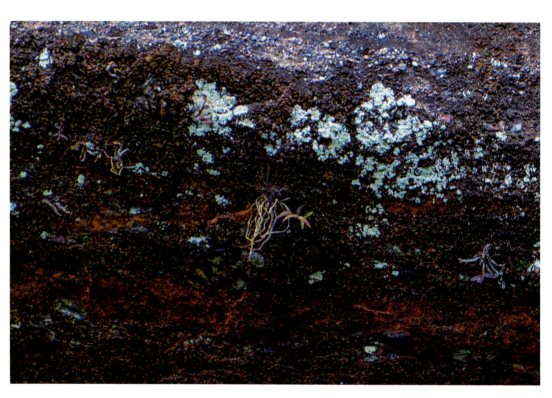

图4-9　野生铁皮石斛原生态　示铁皮石斛之"金钗条"

（"石斛求真"课题组2013年8月 长焦远距离拍摄）

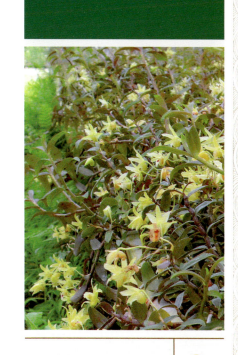

# 第五章

## 铁皮石斛的人工种植

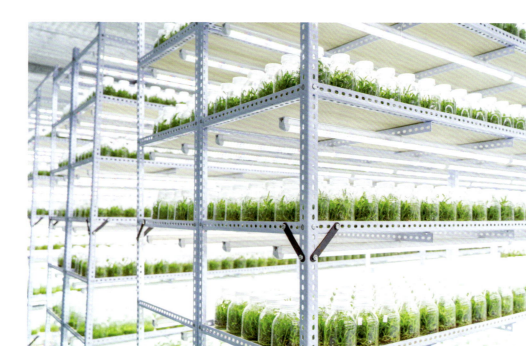

图5-4　生根苗培养（一）（詹林钱提供）

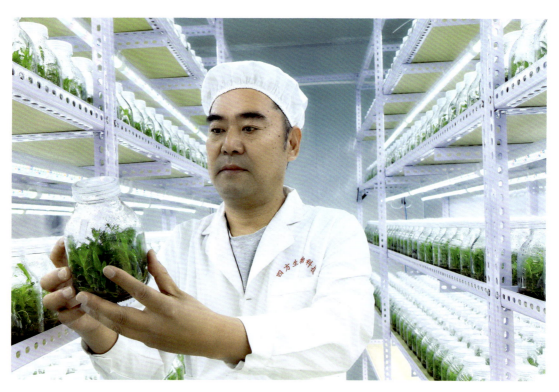

图5-5　生根苗培养（二）（詹林钱提供）

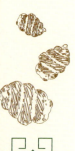

## 二、铁皮石斛原生种自然直播繁殖探索

### （一）铁皮石斛繁殖现状

铁皮石斛种子非常细小，细如粉尘，无胚乳，自然繁殖率极低，一般自然条件下基本不萌发，而传统的自然分株和扦插繁殖方式发展相当慢，由于缺少大量野生原生种铁皮石斛，无法通过自然分株及扦插进行大规模繁殖，人们只能普遍采取人工组培方式繁育铁皮石斛种苗，然后进行大棚种植。

虽然组培技术使得铁皮石斛的发展规模和速度都达到了空前水平，但这种繁育方式也产生了许多问题，譬如石斛种质混杂，盲目引种，杂交组培、变异退化，种苗抗逆性低等。这样产出的铁皮石斛到底有多少疗效，也未经过历史验证和证明，已经脱离了铁皮石斛原生种，违背了铁皮石斛的本性。另外，还有部分低品质、杂交新品种等被人为地放回大自然，造成原生种铁皮石斛种源受到新物种入侵污染，导致原生种铁皮石斛濒临灭绝。如能找到一种既能快速发展铁皮石斛，又能确保繁殖出来的全部为原生种铁皮石斛的方法，让其具备历史记载的铁皮石斛功效，乃石斛界一盛事。

### （二）自然直播繁殖探索

能否找到自然直播繁殖这样的方法途径，即一种既能避开组培，又能快速发展铁皮石斛，同时能确保所产出均为原生种铁皮石斛，不脱离铁皮石斛本性的方法途径，答案是肯定的。那就是回归传统，回归大自然，使用种子自然直播这种最原始的方法，即在铁皮石斛道地原产地，找到完全适应铁皮石斛种子萌发的自然环境，用原生种铁皮石斛种子在自然条件下进行种子直播繁殖出直播苗，然后在原产地、原生态环境进行返野生种植，让铁皮石斛能返璞归真，回归自然。

#### 1. 自然直播繁殖背景

白石山铁皮石斛属于广西桂平的道地药材，桂平当地人对其相当珍视，对于这个大自然的奇宝，我们怀着感恩、兴趣和好奇的心情，从20世纪90年代初开始，多次尝试使用铁皮石斛种子进行播种试验，但均未能直播出苗。后来，在1996年的一次观察野生铁皮石斛的过程中，偶然得到启发，看到长有野生铁皮石斛的周边长有十几株幼苗，便认为播种需在有野生铁皮石斛生长的原生态的环境中才能出苗，于是收集野生铁皮石斛生长周边的杂土弄成基质，盛放在秧苗盘里，放到有野生铁皮石斛生长的岩石处播种试验，连续试验几次后终于看到有铁皮石斛小苗长出，当时笔者相当兴奋，抱着一定要出苗的决心，通过无数次播种试验、观察和分析，持续改进，不停地寻找规律，总结经验，终于，功夫不负有心人，目前已能够成功地利用原生种铁皮石斛种子直播繁育出苗，所出的苗相当健壮，与野生铁皮石斛无差异，且容易种植，品质好。

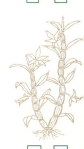

## 2. 直播种源概况

直播种源选择白石山铁皮石斛果实。白石山为全国道家36洞天之21洞天,属于典型丹霞地貌,为国家地质公园,见图5-6。徐霞客曾云游过。历史上,广西桂平盛产铁皮石斛,明清时期的《浔州府志》和民国时期的《桂平县志》均有记载,白石山铁皮石斛已获得国家地理标志保护,属于典型的丹霞地貌铁皮石斛,其药效成分高,功效明显。

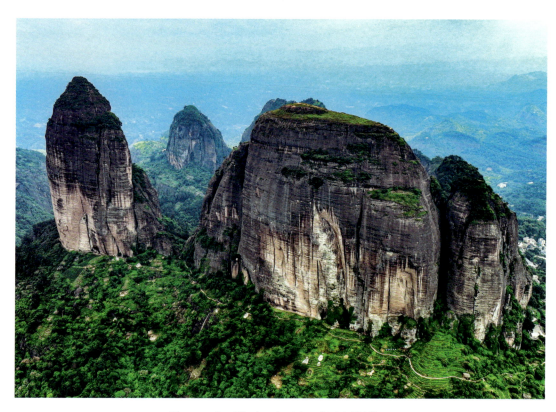

图5-6　广西桂平　白石山（杨永军提供）

## 3. 直播地理环境概况

（1）区域大气候环境:铁皮石斛直播繁殖选择在珠江流域上游的广西桂平市,该市地处浔江、郁江、黔江三江交汇处,属于广西富硒地带,北回归线横贯其中,属亚热带季风气候,气候温和,阳光充足,雨量充沛,夏季多暴雨,春秋宜人,冬季有霜冻,年平均气温约20℃,相对湿度80%,年平均降水量1 700 mm。

（2）局地小气候环境:桂平西山风景区马骊山最高海拔为980 m,植被垂直分布,呈现出山麓垂直气候,寒冬时节,山顶时有结冰、昼夜温差悬殊。大规模直播基地位于马骊山山腰的梯田坡地上,四周群山环绕,空气清新,常年云雾弥漫,雾气变幻无穷,山泉水从岩石缝中滴出,涓涓滴滴,汇成细小的清流,然后流入铁皮石斛种植基地,在苗床底下流淌。

### 4.直播繁育方法

播种前先将常规种植石斛的树皮、陶瓷粒、花生壳等基质进行天然发酵，充分腐熟作为播种基质。提前收集好在野生铁皮石斛生长环境中的苔藓、腐殖质、丹霞红砾石等材料，然后将其与铁皮石斛老根、飞鼠（鼯鼠）屎等共同发酵，经过适当处理后成为播种专用的辅助基质。搭设好常规的遮阴薄膜大棚和苗床，然后将腐熟的基质放在苗床上，同时添加辅助基质，并引入天然雾气及流动的自然空气进入大棚，用天然山泉水喷淋基质及苗床底的微小苔草植被，让大棚内形成铁皮石斛种子萌发所需的微生物共同体，通过观察大棚内辅助基质及苗床内的微小植被变化，一旦看到状态符合铁皮石斛的萌发条件，便立即将经过处理的原生种铁皮石斛种子和少量的辅助基质均匀播在苗床上。

### 5.出苗及生长过程

（1）播种完后，经常使用天然山泉水进行浇灌喷淋，使环境保持充分湿润，在大自然微生物的作用下，铁皮石斛种子慢慢膨胀变粗、变绿，播种后7～14天，苗床上冒出了大量的小苗球，圆圆的小苗球逐渐长出根系和小叶子，形成了铁皮石斛幼苗，此时基质中形成了更多的自然抗菌的活性物质，提高了铁皮石斛的抗逆境、抗胁迫和抗病害能力，这对铁皮石斛的发育和生长起着非常重要的作用。

铁皮石斛的幼苗慢慢生长，播种后6～12个月，小苗高度长到10～15 mm，幼苗开始封顶并停止长高，所萌发出的幼苗成为最原始的铁皮石斛老根母体。老根母体长出根须，然后变得越发强壮，根部也陆续萌发出2～3个新芽，新芽生长8～14个月，苗芽逐渐长高，其高度长到40～60 mm时，所出的苗开始封顶并停止长高，形成了第二批铁皮石斛老根母体，这批老根母体使得根系更强壮。有了健康的母体后，根部又长出3～6个新芽，此时已成为很大一丛的铁皮石斛苗，其根系变得愈加发达，苗茎愈加健壮，已经长成很好的植株了，新芽经过12～18个月生长后，变成了15～30 cm高的铁皮石斛条，铁皮石斛条慢慢地落叶然后封顶，成为能采收的鲜条，整个过程中根部也萌发出更多的新芽，长出庞大的健康根系。铁皮石斛在以后每年春天及秋天均长出许多新苗芽，同时每年冬末春初都能采收大量的鲜条，周而复始地持续采收下去，如果成熟的鲜条不被采收，每年5—7月份会开花然后结铁皮石斛硕果，利用原生种的铁皮石斛硕果可以继续进行直播。参见图5-7至图5-12。

（2）铁皮石斛直播苗长到20～50 mm时，便能抵挡雨水冲刷，这时可直接将直播苗移植到遮阴不挡雨的简易大棚里，也可在树木上或是岩石上进行返野生种植，一些喜欢家庭种植的人也可种植在阳台、屋顶上，无论采用何种种植方式，均无须驯化就能直接种植，不会出现因为细菌感染而死亡的现象，这种直播苗非常适应环境，抗病能力和抗性都很强。

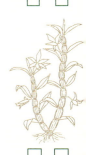

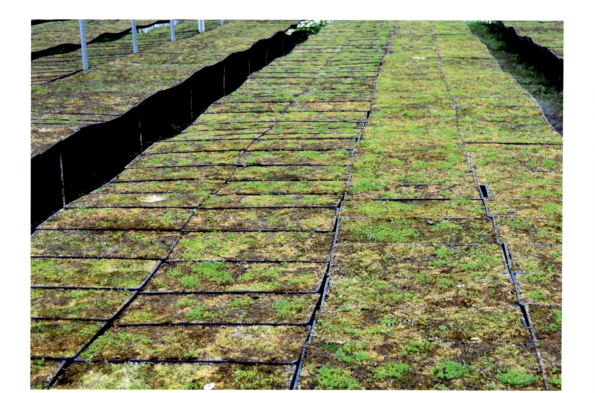

图5-7　直播繁殖出苗（杨永军提供）

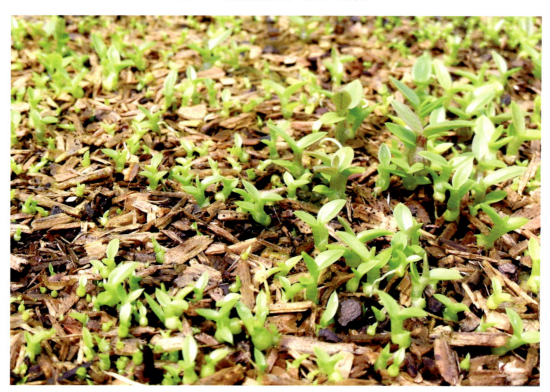

图5-8　直播繁殖出苗　逐渐长出根系和小叶（杨永军提供）

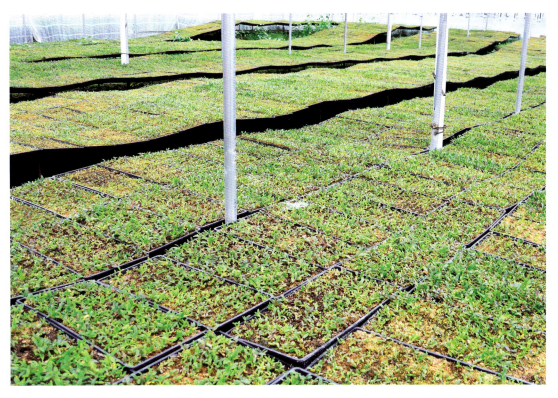

图5-9　直播繁殖幼苗（杨永军提供）

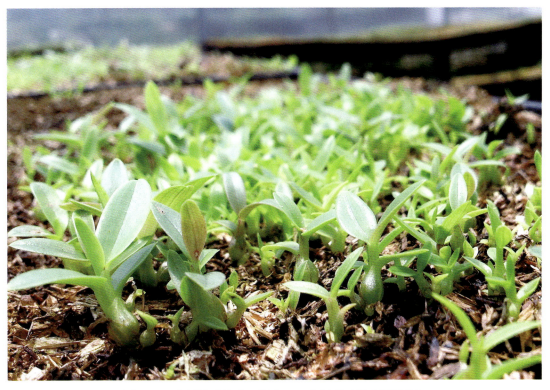

图5-10　直播繁殖幼苗　发出2～3个新芽（杨永军提供）

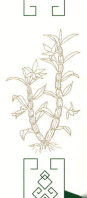

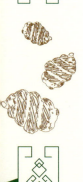

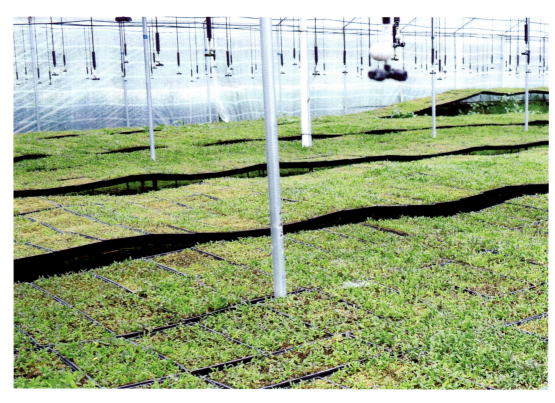

图5-11　直播繁殖　初步形成植株（杨永军提供）

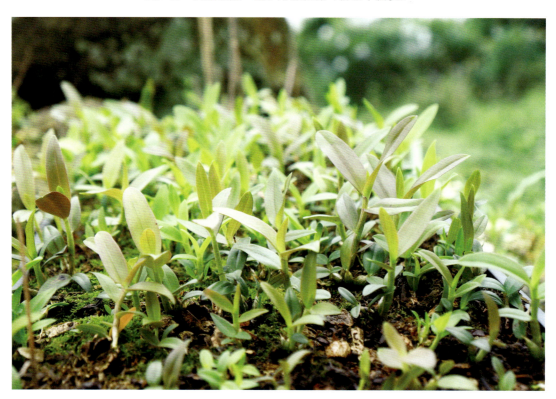

图5-12　直播繁殖　植株又发新芽（杨永军提供）

### 6.出苗状况及生长情况

（1）直播出苗受到自然环境、地理位置、种源等各种因素影响，尤其是局部小环境影响相当大。自然直播出苗存在不均匀现象，有些苗床出苗茂密，有些苗床出苗稀疏，有些甚至局部不出苗。在理想的播种环境下，播种最大发芽率可达1万颗/m²，平均出苗2 000～2 500颗/m²。

（2）播种后1～2年的直播苗，生长速度缓慢，主要是强壮的母体还没有形成，需要慢慢形成健康母体，为后期生长提供营养及菌种支持。2年以后其生长速度加快、发芽多、根系发达、种苗粗壮，形成比较大丛的植株。第3年，有少量鲜条可采收。从第4年开始，每年有大量的鲜条可供采收，而且可以持续采收，产量及品质均未下降。种植多年后，当其根须和植株过于茂盛时，可把大丛的铁皮石斛从根部掰成3～5丛，剪去过老的根系，然后重新种植，下一年又可恢复到原来的生长态势。

（3）播种2年以后，直播苗的生长速度快，根系生长迅速，苗茎健壮，极少生病，纵然生病，也不影响到根系，只是植株掉叶而已，生病后也能在很短时间内自动康复。见图5-13。

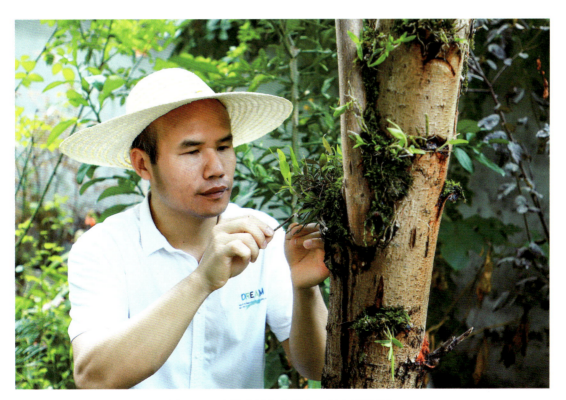

图5-13　直播苗树上仿野生（杨永军提供）

### 7.药用成分对比分析

广西桂平市当地农业部门将通过组培试验出来的组培苗进行人工种植，种植的铁皮石斛鲜条成熟后，于2013年3月份进行采收，经过广西壮族自治区分析测试研究中心的检测、检验，检测结果见表5-1的组培苗鲜条部分；另外，桂平仙宝园于2015年4月份（已有大量的花芽及苗芽萌发）将直播苗长成的鲜条进行采收，送广西壮族自治区分析测试研究中心进行检测、检验，检测结果见表5-1的直播苗鲜条部分。

表5-1　铁皮石斛主要成分含量表

| 类型 | 石斛多糖（干品计） | 甘露糖（干品计） | 石斛碱（干品计） | 浸出物（干品计） | 备注 |
|---|---|---|---|---|---|
| 国家标准 | 不得少于25.0% | 13.0%～38.0% | — | 不得少于6.5% | 《中国药典》（2010年版） |
| 组培苗鲜条 | 39.3% | 26.5% | — | — | 2013年桂平农业部门 |
| 直播苗鲜条 | 50.4% | 30.3% | 2.8 mg/100 g | 9.83% | 2015年桂平仙宝园 |

上表分析表明：

（1）桂平白石山铁皮石斛组培苗鲜条的石斛多糖含量远比《中国药典》标准高。

（2）原生种铁皮石斛直播苗鲜条的石斛多糖含量远比《中国药典》标准高，也比组培苗鲜条的含量高。

## （三）自然直播繁殖优势及前景展望

### 1.自然直播繁殖优势

（1）确保了原生种源，保持了原生种的特性，维护了药材道地性。

（2）原生种铁皮石斛药用成分含量高、品质好。

（3）直播苗植株健壮、抗病能力强、抗逆性强、发芽率高、根系发达、生长速度快。

（4）种植适应范围广，对环境友好，无论是阳台屋顶、田间大棚，还是树林或是岩石上均可种植。

（5）无须建设组培室及购置机械设备，不消耗化学药剂，节能、节材、节地，保护环境。

（6）直播苗育苗成本低，设施要求简单，操作简单，对工作人员技能要求低。

（7）种植大棚成本低，只需简易遮阴不避雨大棚，建设成本低。

（8）日常护理成本低，无须化肥及喷农药，遇到雨季和湿度大时还节省淋水成本。

（9）绿色环保、安全有机、低碳节能，可持续发展。

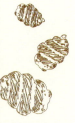

### 2.自然直播前景展望

铁皮石斛应用历史悠久,历来受到人们推崇,近年来,随着人们生活水平的提高和健康养生意识的增强,对铁皮石斛的认知度也随之提高,对原生种铁皮石斛的需求越来越高。因此通过利用原生种铁皮石斛种子自然直播繁殖直播苗,大力发展原生种铁皮石斛,让铁皮石斛能真正返璞归真,回归自然,回归原生态,这对保护珍稀铁皮石斛野生资源和和开发利用铁皮石斛具有积极意义。

（杨永军等）

## 三、铁皮石斛道地种源大棚栽培

20世纪90年代初,我国浙江天台率先攻克国家珍稀濒危药材铁皮石斛的人工栽培难关,填补了国际国内的空白,创建了国内最大的铁皮石斛仿野生GAP基地。此后,先在浙江各地形成了规模化的人工种植（一般可分为大棚种植和仿野生种植）,后推广于中国南方各省、区,如云南、广东、广西、福建、江西、贵州、四川等地。据中国中药协会石斛专业委员会统计:截至2013年7月,中国石斛种植面积达0.84万公顷,其中铁皮石斛大棚种植近0.50万公顷;2016年,铁皮石斛大棚种植0.52万公顷,仿野生栽培0.13万公顷,年产鲜品2.35万吨;2021年,铁皮石斛大棚种植0.65万公顷,仿野生栽培0.77万公顷。

十多年来,"石斛求真"课题组除野外观察外,同期到全国各地种植基地考察学习,积累了大量的图片资料,现选择各地道地种源大棚栽培具有代表性的图片,供读者参考、思考（图5-14至图5-28）。在此对中国中药协会石斛专业委员会,各地企业、基地一并致以衷心的感谢!

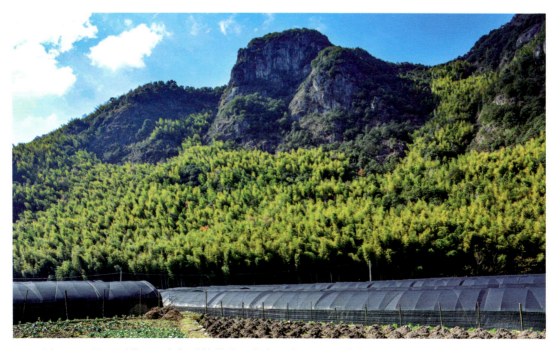

图5-14　浙江雁荡山　大棚种植基地　生态环境　（"石斛求真"课题组2015年12月摄）

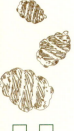

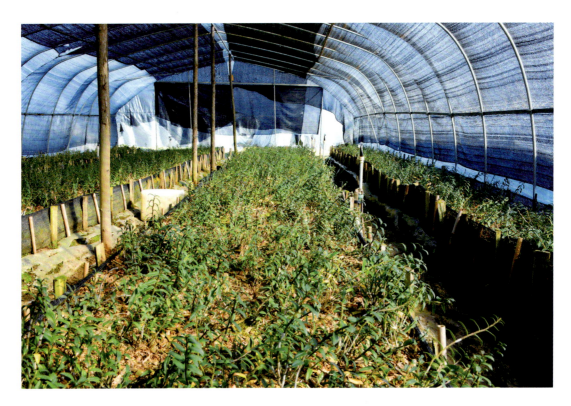

图5-15　浙江雁荡山　大棚种植（一）　（"石斛求真"课题组2015年12月摄）

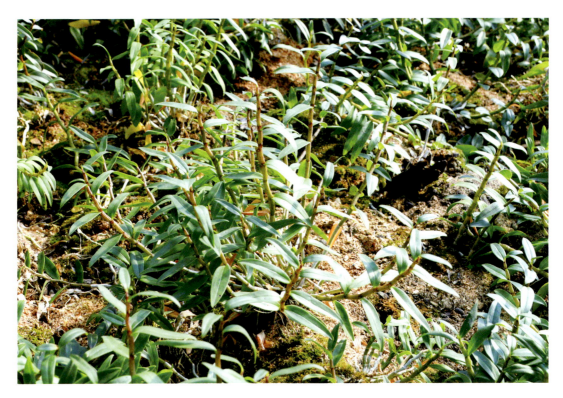

图5-16　浙江雁荡山　大棚种植（二）　（"石斛求真"课题组2015年12月摄）

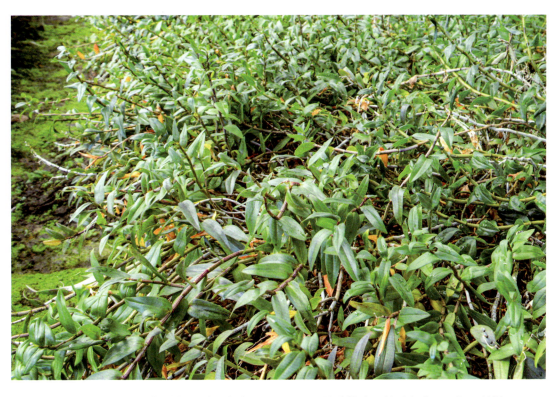

图5-17　广东韶关大棚种植　种源来自浙江（一）（丹霞铁皮石斛研究院2020年11月摄）

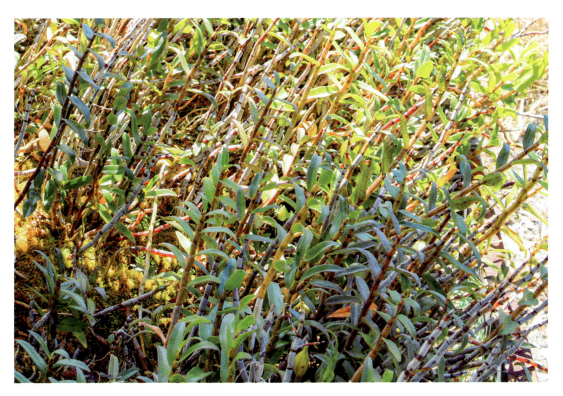

图5-18　广东韶关大棚种植　种源来自浙江（二）（丹霞铁皮石斛研究院2020年11月摄）

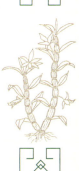

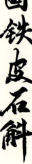

中
国
铁
皮
石
斛

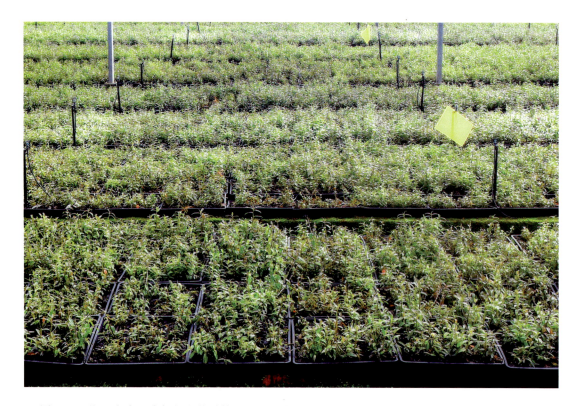

图5-19　浙江义乌　大棚规范化种植（一）　生长茂盛（"石斛求真"课题组2019年7月摄）

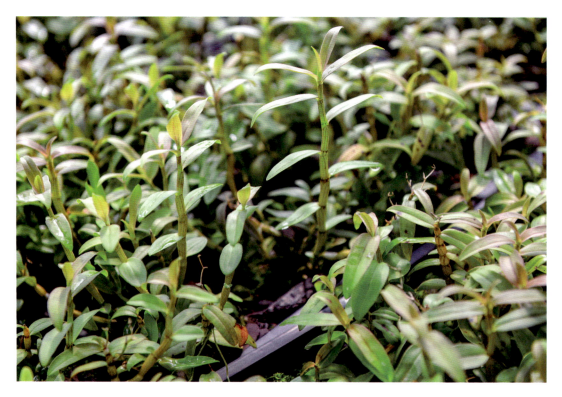

图5-20　浙江义乌　大棚规范化种植（二）　生长茂盛（"石斛求真"课题组2019年7月摄）

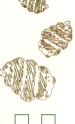

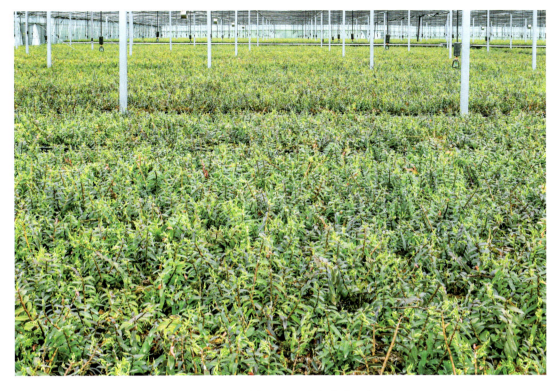

图5-21　浙江义乌　大棚规范化种植（三）生长茂盛（义乌企业2024年5月摄）

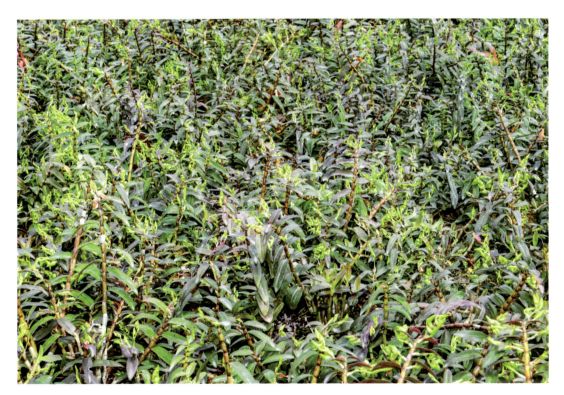

图5-22　浙江义乌　大棚规范化种植（四）生长茂盛（义乌企业2024年5月摄）

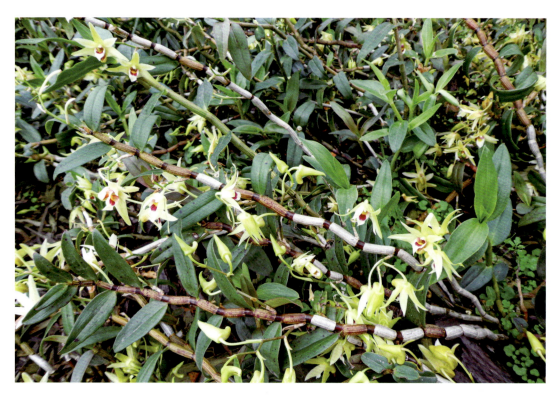

图5-27　云南广南铁皮石斛大棚种植（一）　（陈裕福2016年5月摄）

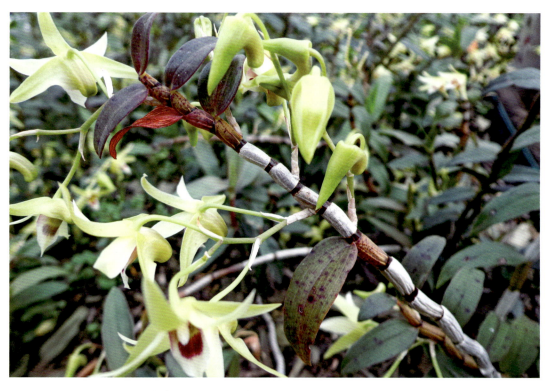

图5-28　云南广南铁皮石斛大棚种植（二）　（陈裕福2016年5月摄）

（魏　刚）

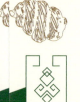

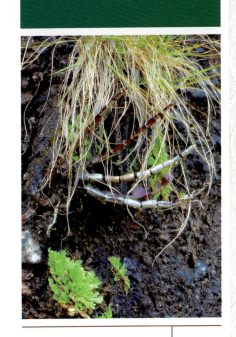

第六章

铁皮石斛的仿野生鉴赏

只有寻找、领悟了铁皮石斛的原生态，才能真正的仿野生。"石斛求真"课题组十多年来在国内各地考察学习，并对丹霞铁皮石斛种质资源返野生保护做了一些初步尝试。现精选一些各地具有代表性的仿野生照片，供真正有心仿野生、养生的人群鉴赏、思考……

## 一、浙江天台山无限仿野生

浙江天台山无限仿野生，见图6-1至图6-4。

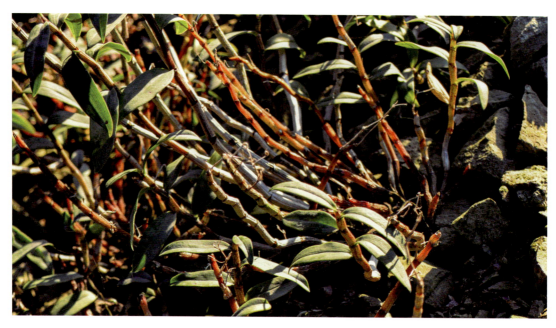

图6-1　浙江天台山　无限仿野生（一）（"石斛求真"课题组2013年11月摄）

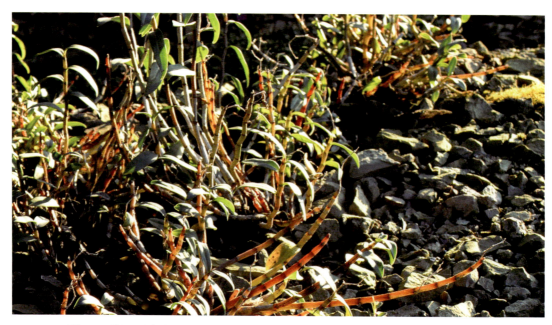

图6-2　浙江天台山　无限仿野生（二）（"石斛求真"课题组2013年11月摄）

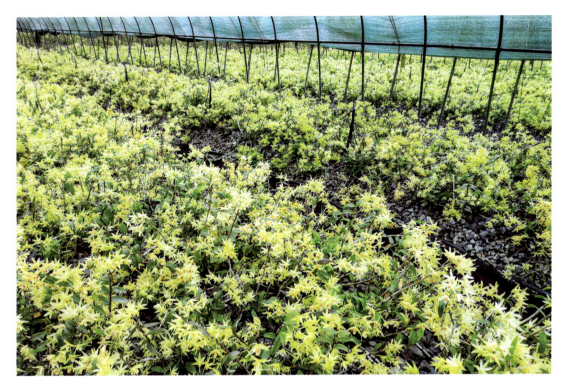

图6-3　浙江天台山　无限仿野生（三）（"石斛求真"课题组2023年6月摄）

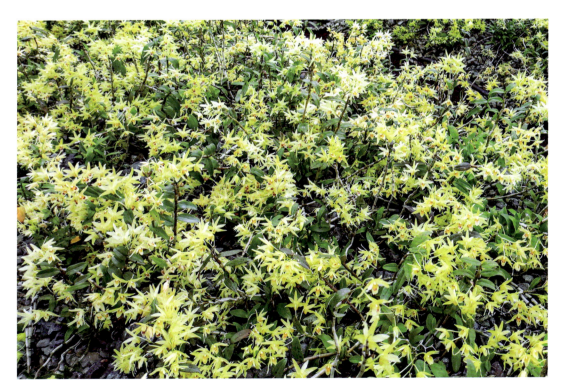

图6-4　浙江天台山　无限仿野生（四）（"石斛求真"课题组2023年6月摄）

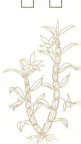

## 二、浙江雁荡山火山岩石上仿野生

浙江雁荡山火山岩石上仿野生，见图6-5至图6-8。

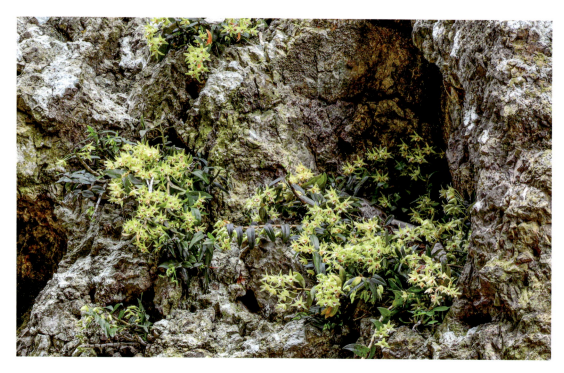

图6-5　浙江雁荡山　火山流纹岩，石上仿野生（一）（"石斛求真"课题组2014年6月摄）

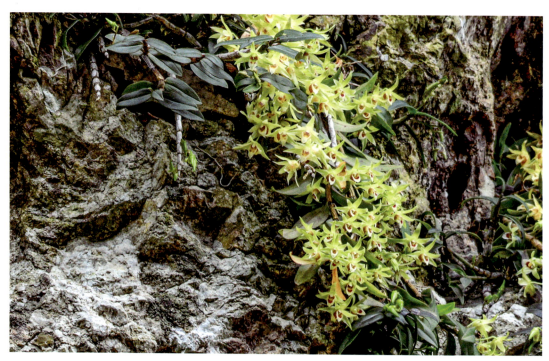

图6-6　浙江雁荡山　火山流纹岩，石上仿野生（二）（"石斛求真"课题组2014年6月摄）

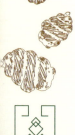

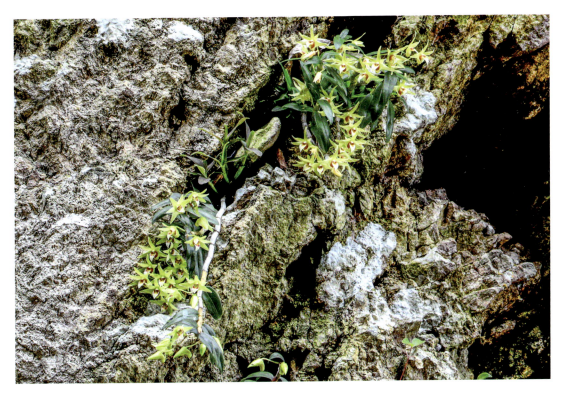

图6-7 浙江雁荡山 火山流纹岩，石上仿野生（三）（"石斛求真"课题组2014年6月摄）

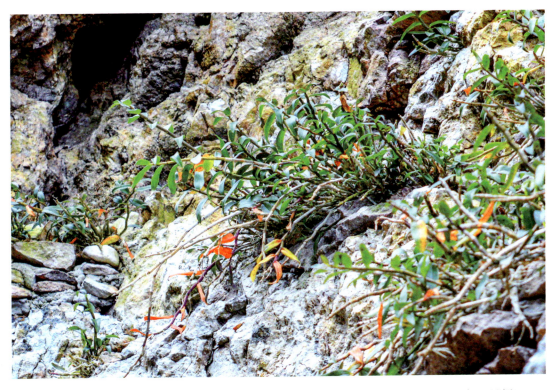

图6-8 浙江雁荡山 火山流纹岩，石上仿野生（四）（"石斛求真"课题组2015年12月摄）

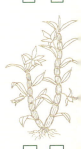

### 三、丹霞铁皮石斛石上原生态、返野生与仿野生

丹霞铁皮石斛野外原生态环境见图6-9至图6-12；石上返野生、仿野生，见图6-13至图6-20。

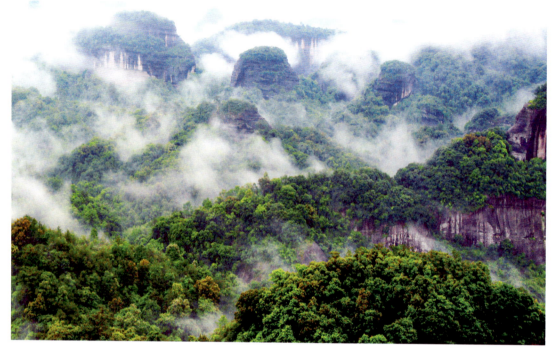

图6-9 丹霞铁皮石斛野外原生态环境 云雾缭绕（"石斛求真"课题组2014年5月摄）

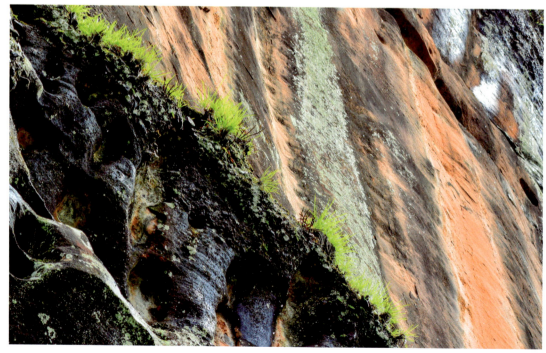

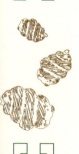

图6-10 丹霞铁皮石斛野外原生态环境 峭壁傲立（"石斛求真"课题组2014年6月 长焦远距离拍摄）

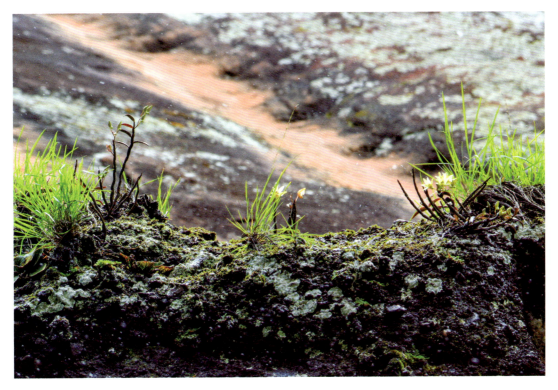

图6-11　丹霞铁皮石斛野外原生态环境　仙草之春
（"石斛求真"课题组2014年5月 长焦远距离拍摄）

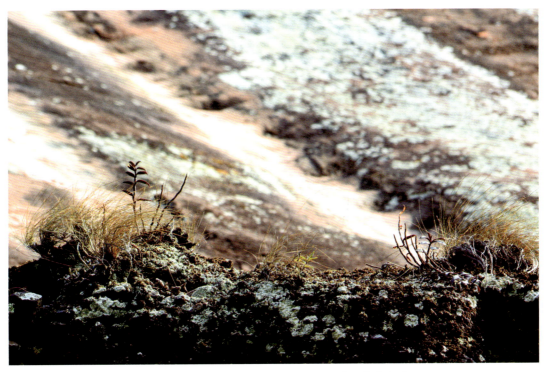

图6-12　丹霞铁皮石斛野外原生态环境　仙草之秋
（"石斛求真"课题组2014年10月 长焦远距离拍摄）

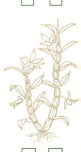

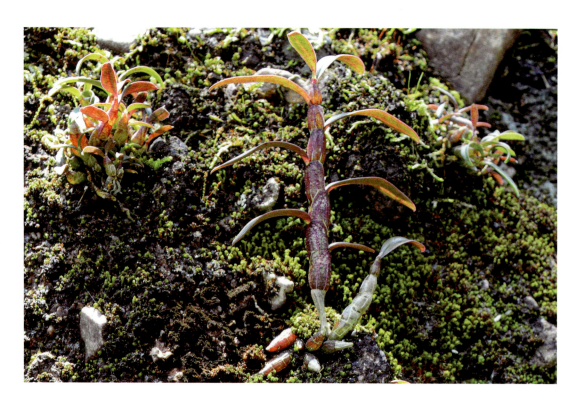

图6-13　丹霞铁皮石斛石上返野生（一）（"石斛求真"课题组2017年4月摄）

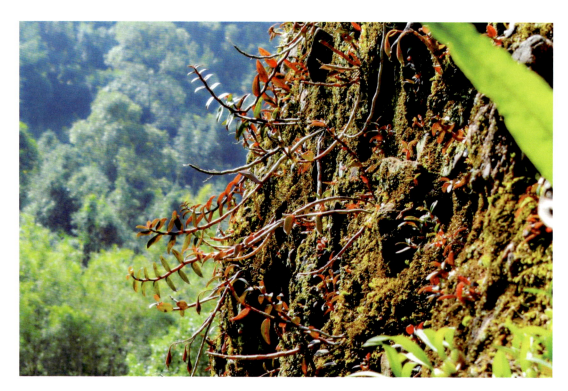

图6-14　丹霞铁皮石斛石上返野生（二）（"石斛求真"课题组2017年4月摄）

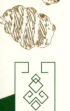

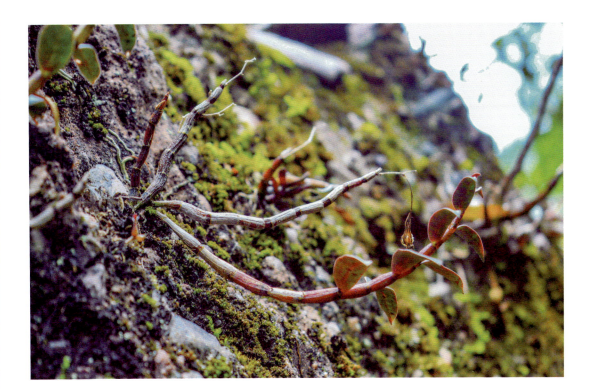

图6-15　丹霞铁皮石斛石上返野生（三）（"石斛求真"课题组2020年10月摄）

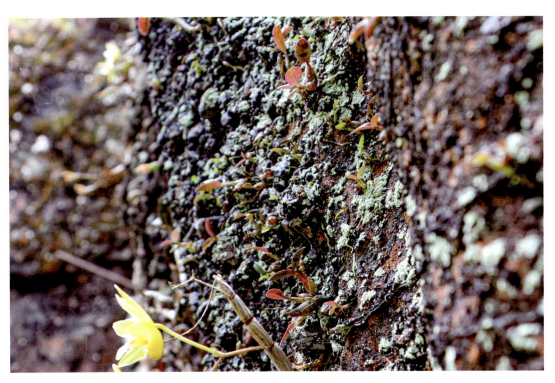

图6-16　丹霞铁皮石斛石上返野生（四）（"石斛求真"课题组2021年5月摄）

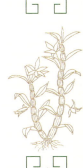

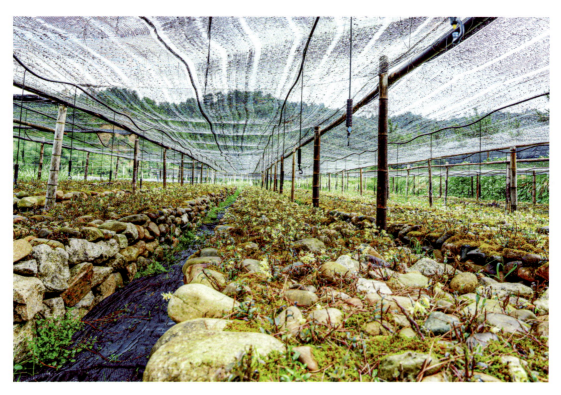

图6-17　丹霞铁皮石斛石上仿野生（一）（禾间堂2022年6月摄）

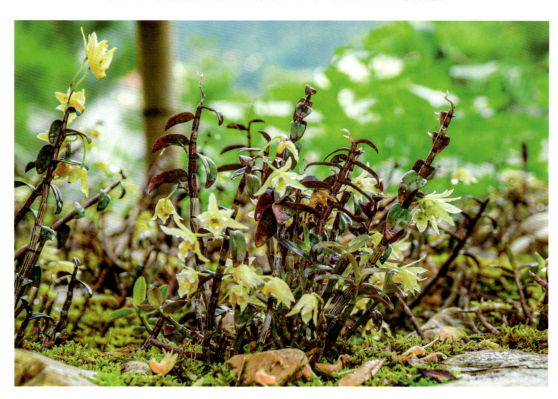

图6-18　丹霞铁皮石斛石上仿野生（二）（禾间堂2022年6月摄）

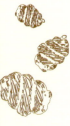

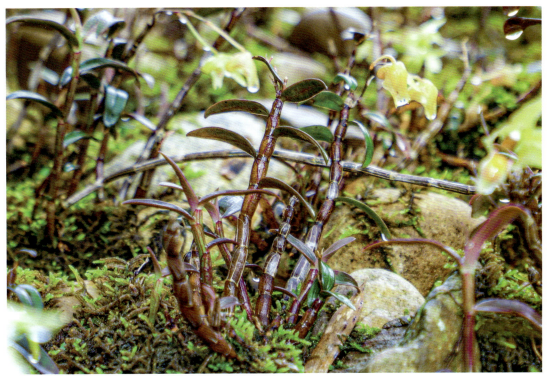

图6-19　丹霞铁皮石斛石上仿野生　铁锈色突出（三）（禾间堂2022年6月摄）

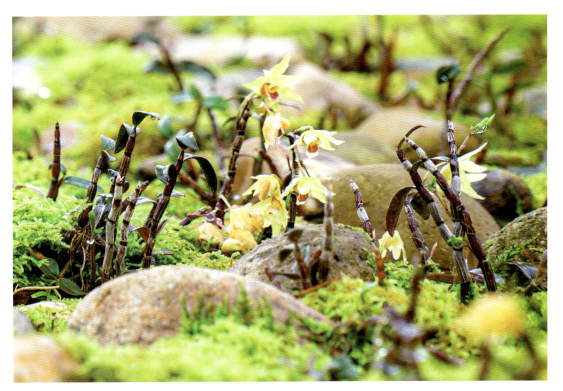

图6-20　丹霞铁皮石斛石上仿野生　蚱蜢髀（四）（禾间堂2022年6月摄）

## 四、广西"铁皮兰"仿野生

广西"铁皮兰"仿野生，见图6-21至图6-24。

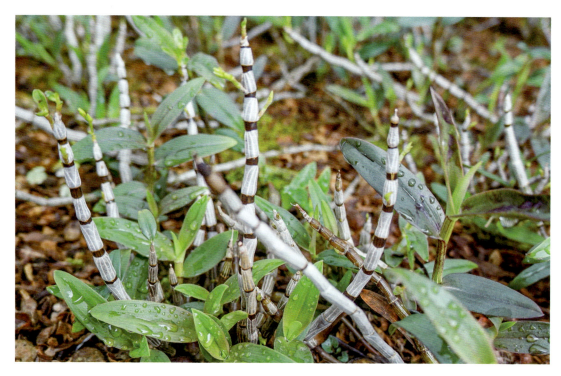

图6-21　广西"铁皮兰"仿野生　"白条"特色突出（一）（"石斛求真"课题组2016年5月摄于桂平白石山）

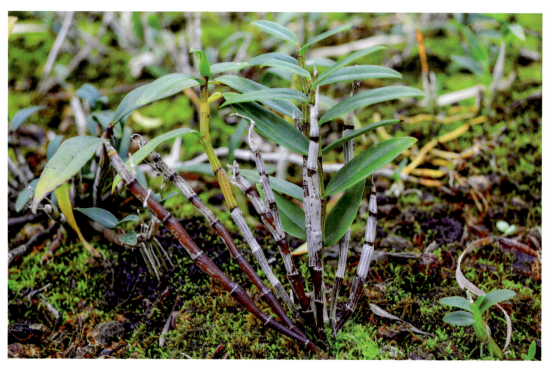

图6-22　广西"铁皮兰"仿野生　"白条"脱鞘膜（二）（"石斛求真"课题组2016年5月摄于桂平白石山）

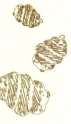

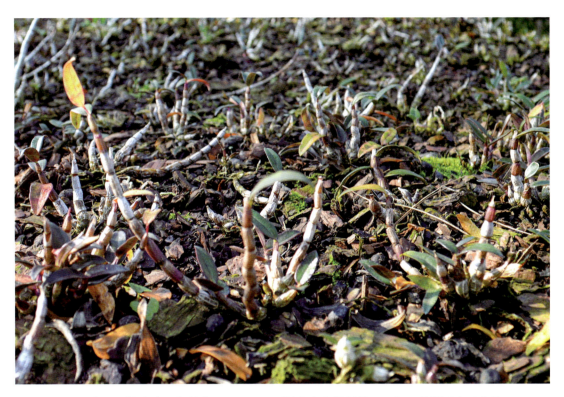

图6-23　广西"铁皮兰"仿野生（三）（"石斛求真"课题组2013年12月摄于广西容县）

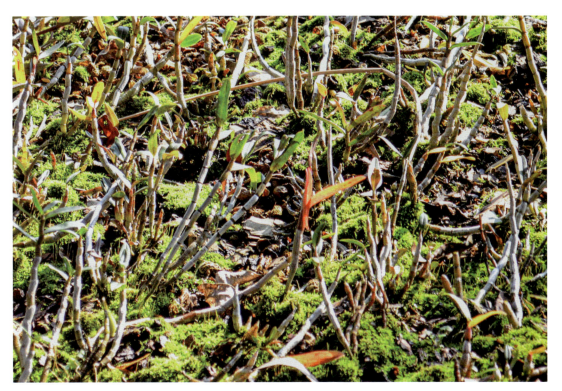

图6-24　广西"铁皮兰"仿野生（四）（"石斛求真"课题组2013年12月摄于广西容县）

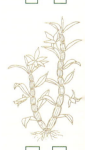

### 五、丹霞铁皮石斛种质资源保护

丹霞铁皮石斛种质资源保护近8年，石上返野生初见成果，见图6-25至图6-26。

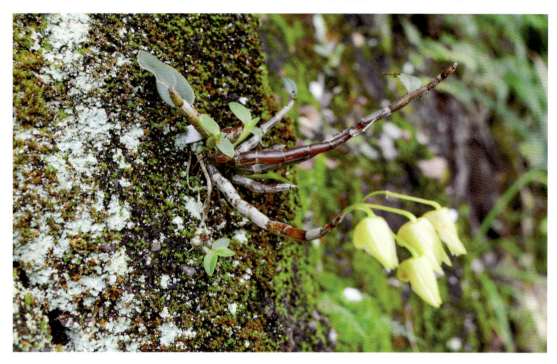

图6-25　丹霞铁皮石斛石上返野生种质资源保护（一）（"石斛求真"课题组2022年5月摄）

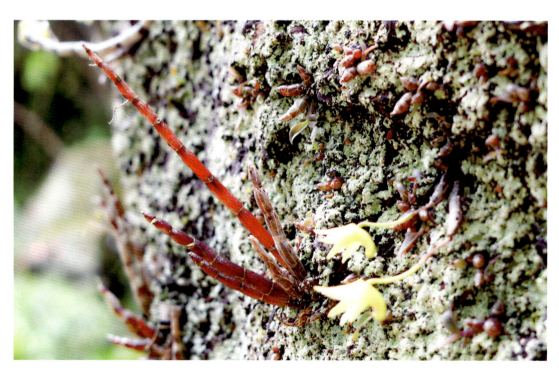

图6-26　丹霞铁皮石斛石上返野生种质资源保护（二）（"石斛求真"课题组2022年5月摄）

（魏　刚）

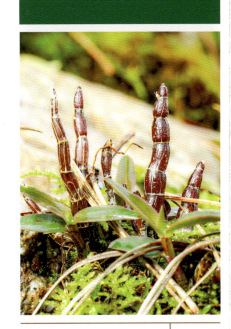

第七章

石斛的功效发展、完善与善配伍

## 一、石斛功效的本草记载与发展

### 1.《神农本草经》功效记载

石斛首载于《神农本草经》，被列为上品，谓："石斛，味甘，平。主伤中，除痹，下气，补五脏虚劳羸瘦，强阴。久服厚肠胃，轻身延年。"由以上记述可见，其功能与应用范围偏向于补虚养生。

《神农本草经》以后，历代本草对石斛的功能与应用进行不断补充与发展，参见图7-1。

### 2.汉代至宋代的功效发展

《名医别录》（约为汉末）除摘录《神农本草经》记录内容以外，还增加了："无毒。主益精，补内绝不足，平胃气，长肌肉，逐皮肤邪热痹气，脚膝疼冷痹弱。久服定志，除惊。"

《药性论》（约公元643年）补载："君。益气除热。主治男子腰脚软弱，健阳，逐皮肌风痹，骨中久冷虚损，补肾，积精，腰痛，养肾气，益力。"

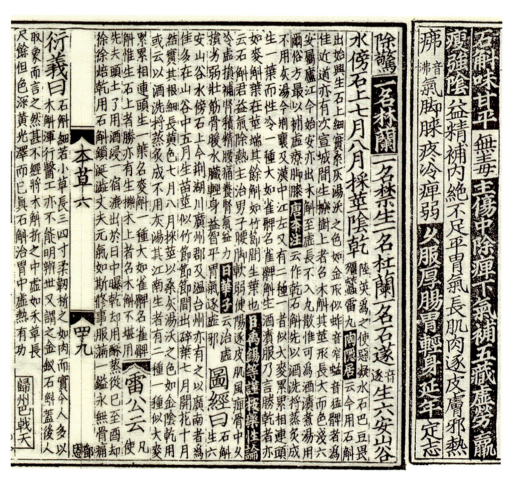

图7-1 《重修政和经史证类备用本草》石斛 元·张存惠刻本（1249年）

《日华子本草》（公元908—923年）补载："治虚损劣弱，壮筋骨，暖水脏，轻身益智，平胃气，逐虚邪。"

《本草衍义》（公元1116年）补载："治胃中虚热有功。"

### 3.明清功效的完善

《本草纲目》（公元1578年）补载："治发热自汗，痈疽排脓内塞。"

《本草备要》（公元1694年）归纳："甘淡入脾，而除虚热；咸平入肾，而涩元气。益精，强阴，暖水脏，平胃气，补虚劳，壮筋骨。疗风痹脚弱，发热自汗，梦遗滑精，囊涩余沥。"

《本草纲目拾遗》（约公元1765年）补载："解暑醒脾，止渴利水，益人气力"（唯一指出所用的石斛是霍山石斛，有成"毯"者，即枫斗的前身）；"清胃除虚热，生津已劳损，以之代茶，开胃健脾，功同参芪。定惊疗风，能镇涎痰。解暑，甘芳降气。"

《药性蒙求》（公元1856年）补载："石斛甘寒，鲜清胃热，养胃生津，霍山最益。鲜石斛，产浙地，皮如铁色，性寒，清解胃中热毒。"

### 4.近代功效的总结与补充

章次公1930年发表《石斛之研究》一文，在编者案中总结到：自《神农本草经》至明代，皆视石斛为滋肾益阴之药，无用之为退热者……然则石斛，我人将如何而用之？曰热性病退后，津液未复，此可用之；阴虚之喉症可用之；病人藏无他病，口干便闭，所谓胃液不足者可用之。总之，石斛为滋养强壮药，非退热药。

陈存仁在《中国药学大辞典》（1935年）石斛项下，"近人学说"栏目中引用徐究仁对石斛的总结认为："……总之，石斛功能清胃生津，胃、肾虚热者最宜。"并指出："按《苏沈良方》石斛夜光丸专治目光不敛，神水散大。"见图7-2。

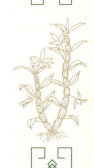

图7-2 《中国药学大辞典》 石斛功能 清胃生津

至于石斛为何为我国南方人士所青睐，应与朱丹溪取其独用，发现石斛"补脾清肺甚妙"，以及与赵学敏所谓"极解暑醒脾，止渴利水，益人气力"有关。

在《中国药学大辞典》中，作者在总结性提到石斛效能时写道：“养胃阴，除虚热，在胃略能促进胃液，助消化之不足，至肠能激肠之蠕动，且能制止其吸收力，故能使积粪排出，同时亦能使体温下降三度余，乃用作健胃强壮药。”见图7-3。

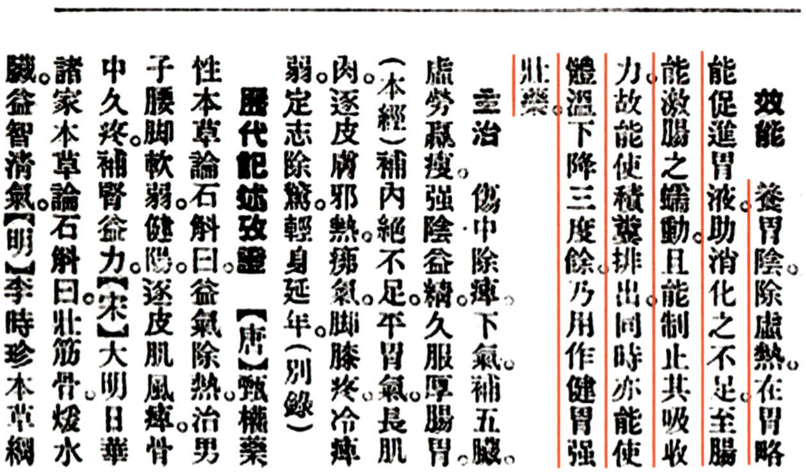
**效能**　養胃陰。除虛熱。在胃略能促進胃液。助消化之不足。至腸能激腸之蠕動。且能制止其吸收力。故能使積糞排出。同時亦能使體溫下降三度餘。乃用作健胃強壯藥。

**主治**　傷中除痺。下氣。補五臟。虛勞羸瘦。強陰益精。久服厚腸胃。（本經）補內絕不足。平胃氣。長肌肉。逐皮膚邪熱。痱氣。脚膝疼冷痺弱。定志除驚。輕身延年。（別錄）

**歷代記述攷證**　【唐】甄權藥性本草論石斛曰。益氣除熱。治男子腰脚軟弱。健陽。逐皮肌風痺。骨中久疼。補腎益力。【宋】大明日華諸家本草論石斛曰。壯筋骨。煖水臟。益智清氣。【明】李時珍本草綱

图7-3　《中国药学大辞典》石斛效能

## 二、石斛的主治

### 1. 热病伤津

由于高热伤阴，以致口干舌燥、烦渴欲饮、津少纳呆，舌红少苔。

### 2. 温热病伤阴

阴虚内热，低热不退者。

### 3. 胃阴不足

热病后期，阴液不足，胃口不开（食欲缺乏或毫不思食）者。

### 4. 肾阴亏虚

滋肾阴，降虚火。用于肾阴亏虚之目暗不明，筋骨痿软及阴虚火旺，骨蒸劳热等证。

### 5.《中国药典》石斛的功能与主治

益胃生津，滋阴清热。用于热病津伤，口干烦渴，胃阴不足，食少干呕，病后虚热不退，阴虚火旺，骨蒸劳热，目暗不明，筋骨痿软。

### 6. 石斛的鲜品和干品

鲜品清热生津、养阴止渴作用较强，对于温热病热盛伤阴者用之良。干品滋阴力胜，既

可补胃阴，又可入肺、肾，且可明目。

常用量：石斛6~12 g或鲜品15~30 g。

### 7. 使用注意事项（禁忌）

作为滋补阴液药，石斛有敛邪之弊。所以温热病不宜用之过早，以免留邪。石斛又可助湿，因此湿温病未化燥者，或其他病症见舌苔厚腻、便溏者均宜慎用。

## 三、石斛功效的厘清与《中国药典》的完善

中药石斛可能是中药中基源最为复杂的一类，传统中药石斛的主流品种，铁皮石斛、霍山石斛、金钗石斛之间的脉络原本是比较简单的《中国药典》（2005年版）在石斛项下增加了"及其近似种"，增添了石斛难以厘清的复杂性，有必要进一步正本清源。古代名医对铁皮石斛、霍山石斛、金钗石斛、川石斛的用法各有特色，见图7-4，建议在厘清品种来源、功效总结以及加强现代研究的基础上，《中国药典》可将其各自单列，真正充分发挥中药石斛的临床价值。

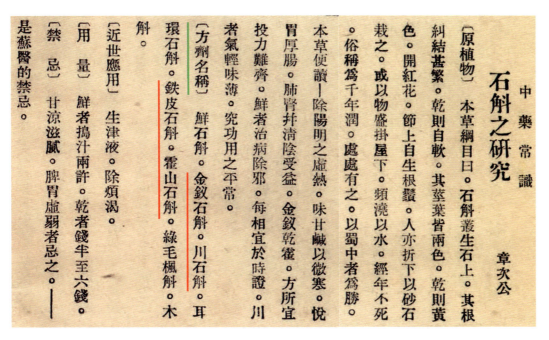

图7-4　《石斛之研究》章次公《大众医学月刊》第2卷（1934年）

### 1. 加强铁皮石斛、霍山石斛、金钗石斛等的古代临床应用总结

《神农本草经》所记载的石斛的性味功效，特别加上了"强阴"二字，是《神农本草经》的精华所在；而金钗石斛苦、寒，以清热为主，这也是易被人们所忽视的。这提醒学者们认真思考，将铁皮石斛、霍山石斛、金钗石斛的古代功效与名医应用认真总结，找到规律以规范使用。因霍山石斛已进入《中国药典》（2020年版），笔者等整理的《霍山石斛临床应用与名医实录》已经出版，可为规范其应用提供参考，笔者拟进一步对铁皮石斛、金钗石

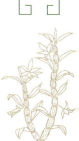

斛等的古代应用进行详细考证和总结。

### 2.铁皮石斛、霍山石斛、金钗石斛在《中国药典》中各自单列

单列理由：

（1）《神农本草经》所记载的石斛内容，一直被奉为经典，但经过深入考证与实地考察，《神农本草经》中记载的石斛其性味甘、平。而现在植物学名"石斛"所指的是金钗石斛（*D. nobile*），其味苦、性寒，这与历代本草记载完全不一致，所以有必要严格区分。

（2）《中国药典》一部从1977年至2015年版（2020年版又增加霍山石斛）中铁皮石斛、金钗石斛、霍山石斛、流苏石斛、鼓槌石斛的功效收载完全一致，这与历史应用及临床实践完全不符。尤其是金钗石斛含大量生物碱，味苦、性寒，功偏清热；历代在临床应用上有它特殊的功效。

（3）公元1765年，清代赵学敏所著的《本草纲目拾遗》中将霍山石斛记载得更为全面，这也是石斛在所有本草中记载最为详尽的，在科学发达的今天竟与金钗石斛作为一个条目，这不应该。

（4）值得提出的是，对石斛属的化学研究从20世纪20年代开始，做了大量的研究，不同的成分与治疗不同疾病有关，这些科学研究为石斛的单列奠定了基础。

《中国药典》（2010年版）已将铁皮石斛单列，这是一个进步，2020年将霍山石斛列名石斛项下，说明品种进一步完善了，但霍山石斛与金钗石斛等同列，从功效的角度来看明显不合理，不利于石斛在临床的规范应用。从长远来讲，应将金钗石斛、霍山石斛也各自单列，回归其历史本源。笔者建议建立铁皮石斛、霍山石斛、金钗石斛野生种源的自然保护区。这样不仅有利于加大野生种源的保护，为子孙后代留下纯正的自然种质资源，也为产业的持续发展留下坚实的支撑条件。

### 3.加强对叠鞘石斛、束花石斛、流苏石斛、齿瓣石斛、美花石斛、曲茎石斛等品种的历史考证和研究

《中国药典》（2005年版）石斛条目中加上了"及其近似种"这五个字，引起了对石斛属植物大量采挖的现象，甚至使部分石斛属植物种群已到接近灭绝的地步。到《中国药典》（2010年版）修改为"栽培品及其同属植物近似种的栽培品新鲜茎或干燥茎"为时已晚。关键是也没人说得清楚"近似种"到底包括了哪些品种。

目前除铁皮石斛、霍山石斛、金钗石斛大量种植外，叠鞘石斛、束花石斛、流苏石斛、齿瓣石斛（紫皮）、美花石斛、曲茎石斛等也有一定规模的栽培；此外，我们不知道同属其他几十种野生石斛又有多少在人工栽培？这个行为与国家保护生态环境和《中华人民共和国野生植物保护条例》是相违背的，也是不负责任的。

笔者认为，《中国药典》是我国的药学法典，有它的严肃性、科学性，建议经全面考证与科学评估，对石斛条目重新编排，对于多种传统主流石斛的性味、功效、化学成分、药

理、临床的本草考证与现代研究情况，有条件的分别单列，否则既是对石斛的传统用法不尊重，也是对科学的不尊重。部分没有传统应用的品种，由起草单位研究重新提供其结果，以维护《中国药典》的严肃性。笔者期盼在今后的《中国药典》中不再出现以上的重复和任意增减情况，而是以新面貌出现在世人面前。

### 4. 金钗石斛与"川石斛"相区别，可增列"川石斛"条目

历史上的名医医案中还出现"川石斛"的大量使用，作为一味中药，有人认为金钗石斛就是"川石斛"，这是误解。尤其清代名医将"金石斛"（金钗石斛）与"川石斛"区别应用，二者的来源和功效不同，却没有引起重视。根据笔者等考证，四川的叠鞘石斛、广西的束花石斛、流苏石斛等与"川石斛"密切相关，有待进一步明确。在2015年版的《四川省中药饮片炮制规范》中，石斛的基原仅为金钗石斛或叠鞘石斛的栽培品（新鲜或干燥茎），看来四川本地的药工对此有比较清晰的认识。可见，增列"川石斛"条目符合历史传承。

目前"川石斛"只有少数名老中医仍在使用，据了解，目前叠鞘石斛在四川还有一定的种植规模，束花石斛、流苏石斛、齿瓣石斛等传统黄草类药材在广西、云南种植也不少，这说明只有道地产区才重视这一问题。"川石斛"的研究还是一个盲点，应引起《中国药典》专家们的注意。建议学者们加强对"川石斛"的研究，消除盲点，以还原石斛药材的本来面目。

（魏　刚　顺庆生）

### 四、石斛的常用配伍方法

（1）配天花粉，治胃热津亏，消渴，虚热，舌绛少津。

（2）配麦冬，治胃阴不足之胃脘不适，干呕，舌红。

（3）配麦冬、沙参，治热性病口干渴。

（4）配忍冬藤，治风湿热痹。

（5）配忍冬藤、白薇，治风湿热痹。

（6）配沙参、枇杷叶，治肺阴不足，干咳气促，舌红口干等症。

（7）配白薇、知母、白芍，治热病后期，虚热微烦，口干，自汗等症。

（8）配南沙参、山药、生麦芽，治胃阴不足而见少食干呕，舌上无苔等症。

（9）配北沙参、麦冬、玉竹，治肺胃虚弱，舌红口干或干咳无痰，呼吸急促。

（10）配生地、玄参、沙参，治热病后期，仍有虚热，微汗，目昏，口渴或有筋骨酸痛，舌干红，脉软数无力，症状日轻夜重者。

（11）配生地、麦冬、天花粉，治热病胃火炽盛，津液已耗，舌燥，口干或舌苔变黑，口渴思饮。

（12）配麦冬、天花粉、石膏、知母，治热病早期，热未化燥，但津液已损，有口干烦渴，舌红等症。

（13）配天花粉、生地、知母、沙参，治消渴。

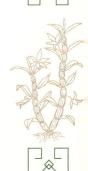

（14）配生地、麦冬、百合、秦艽、银柴胡，治阴虚内热之干咳、盗汗、低热、口渴、舌红、脉细数等症。

（15）鲜品配生地，治热病伤阴，口干烦渴，或久病阴虚，虚热内灼诸症。

（16）配生黄芪、焦白术、茯苓、白芍，益气养阴，健脾和肝。治慢性肝炎见面黄、消瘦、乏力、气短、口干苦、便秘等气阴两伤，脾胃虚弱者。

（17）配生地、当归、白芍、丹参、枸杞、沙参，有养血柔肝的功效。可用于肝阴、肝血不足，症见面色萎黄，肝区隐痛，劳后加重，目眩目干，视物不清，或见夜盲，身倦肢麻，失眠，妇女月经涩少或闭经，唇舌色淡，脉沉细。

（18）鲜品配鲜生地、天冬、麦冬、牛膝、菊花，养阴清热，涵阳息风。治阴虚内热、虚阳上扰之眩晕、头痛。

（19）配生地、当归、白芍、夜交藤、木瓜（或加知母），养血柔肝，缓急舒筋。治肝血虚所致晕厥、痉挛、抽搐、语塞等。

（20）配生黄芪、仙灵脾、仙茅、白芍，益气养阴，阴阳双补，不腻不燥。用于阴阳（气阴）两虚，兼夹痰湿者。

（21）配制首乌，合四物汤滋阴养血。

另有常用经典配伍，参见图7-5。

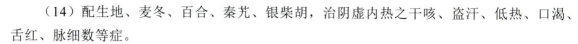

配合應用

一益胃強四肢用石斛麥門冬白茯苓橘皮甘草。

二理傷中補五臟虛勞羸瘦及強陰益精用石斛麥門冬五味子人參炙甘草白芍藥枸杞牛膝杜仲。

三下氣用石斛枇杷葉麥門冬、橘皮。

四主諸痺。及逐皮膚邪熱搐氣。石南藥白蘚皮黃蘗茯苓菖蒲冷痺弱用石斛木瓜牛膝桑白皮

五夏月一味酒蒸泡湯代茶頓健足力。

六治睫毛倒入用石斛川芎等日分爲末口內含水隨左右嗜鼻。

图7-5 《中国药学大辞典》石斛配伍

## 五、石斛与同类补益药的配伍与比较

### 1.石斛与天冬、麦冬

石斛与天冬、麦冬皆为清热养阴之品，均可用于热病伤阴之病或气阴两虚之证。然麦冬、天冬滋阴力胜，偏入肺经，为阴虚燥咳咯血、阴伤口渴、肠燥便秘常用；天冬大寒，清火润燥之力强于麦冬，且入肾而滋肾阴，降肾火；麦冬微寒，滋阴润燥与清热之力弱于天

冬，然腻滞之性亦小，且可清心除烦，益胃生津。石斛药性平淡，偏入于胃，胃阴不足之证多用，且石斛又可明目益精。此麦冬、天冬所不及。石斛、天冬皆能滋肾阴，但石斛兼能养胃生津，天冬兼能清肺润燥。

### 2.石斛与玉竹

石斛与玉竹均能养阴，但玉竹味甘多液，质柔而润，性质甘平滋润，长于养阴，养肺胃之阴而除燥热，补而不腻，清养而不恋邪，具补虚清热、生津止渴之效，也可用于阴虚外感。石斛能清肾中浮火而摄元气，除胃中虚热而止烦渴，清中有补，补中有清。

### 3.石斛与沙参、百合

沙参，包括南沙参、北沙参，其共同特点为养肺阴，清肺热，养胃阴，生胃津。

百合，甘润滋肺，苦微寒以清心降火。长于润肺止咳、清心安神，用治肺燥干咳、劳嗽吐血，以及热病后期、虚烦惊悸、神志恍惚、莫名所苦、失眠多梦等症。

石斛入胃、肺、肾三经，既能养胃生津，清热润肺，又能益精明目。

### 4.石斛与生地

陆九芝所谓甘寒为滋，生地、石斛以养胃阴是也。生地能凉血止血，然而性寒容易妨碍脾胃运化。石斛甘凉性平，偏于清养。

### 5.石斛与鲜地黄

鲜地黄又叫鲜生地，味甘、苦，性寒。入心、肝、肾经。本品甘寒多汁，略带苦味，性凉而不滞，质润而不腻，长于清热泻火，生津止渴，凉血止血，止血而不留瘀。用于治疗邪热入营，身热口渴，舌绛，或身发斑疹，或阴虚火旺，咽喉疼痛，以及血热妄行引起的吐血、咯血、衄血、尿血、便血、血崩诸症。另外还治虚劳骨蒸、消渴、便秘等症。

鲜石斛与鲜地黄配伍功效：鲜地黄甘寒多汁，性凉而不滞，质润而不腻，功专清热泻火、生津止渴、凉血散瘀、凉血止血而不留瘀；鲜石斛甘寒汁浓，功擅养胃阴、生津液、清虚热、止烦渴。二者均为甘寒之品，又同取鲜品入药，意取其更多的汁液，以增强养阴生津、清热除烦之功。

（顺庆生）

### 6. 石斛与西洋参

西洋参又名花旗参、洋参、西洋人参。味甘、微苦，性凉。入心、肺、肾经。长于补气养阴，清热生津。本品气微而特异，味微苦、甘，能补气分，兼能补益血分，性凉，凡欲用人参而不受人参之温者，皆可以此代之。主治气虚阴亏，虚热烦倦，咳喘痰血，内热消渴，口燥咽干之症。

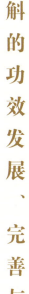
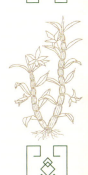

石斛与西洋参配伍功效：西洋参味甘不腻，凉而不滞，长于滋阴清热生津，专攻气阴两伤，燥热烦渴诸症。石斛甘，微寒。擅长益胃生津，滋阴清热。用于阴虚火旺，热病津伤，口干烦渴，胃阴不足之症。二者配伍，可加强滋阴清热生津之力，是阴虚火旺者首选配伍之一。且现代研究表明二者配伍具有增强免疫力和抗疲劳的功效。

### 7. 石斛与山药

山药又名薯蓣。味甘，性平。入脾、肺、肾经。长于补脾养胃，生津益肺，补肾涩精。本品气微，味淡、微酸，能利脾湿，敛肾精。味甘，能补中益气，为平补气阴两虚之要药，凡脾胃虚弱者，可用之。主治脾虚食少，久泻不止，肺虚喘咳，肾虚遗精，带下，尿频，虚热消渴之症。

石斛与山药配伍功效：山药黏液丰富，味甘，专攻脾胃气阴两虚，津亏消渴诸症。石斛性微寒而不伤胃，味甘能养胃阴、生津液、滋肾阴、清虚热、明目。用于胃阴不足，津少虚热之证。二者配伍，既可补胃气，又可滋胃阴，双管齐下，可加强益胃生津之效，胃虚津亏有热者，日常食疗可配伍用之。且现代研究表明二者均有抗肿瘤和降血糖的功效。

### 8. 石斛与冬虫夏草

冬虫夏草味甘，性平。入肺、肾经。长于补肺益肾，止血化痰。味甘能滋补肺阴肾精，凡长期咳嗽，腰膝酸软者，可用之。主治肾虚精亏，阳痿遗精，腰膝酸痛，久咳虚喘，劳嗽咯血之症。

石斛与冬虫夏草配伍功效：冬虫夏草入肾经，专攻肾虚腰膝酸痛诸症。石斛入肾经，性微寒而滋阴清热，用于骨蒸劳热，筋骨痿软诸症。二者配伍，能够加强滋补肾阴之力，兼可清热，肾虚有热者可配伍用之。且现代研究表明二者均有降血糖、降血压以及抗肿瘤的功效。

### 9. 石斛与灵芝

灵芝味甘，性平。入心、肺、肝、肾经。长于补气安神，止咳平喘。主治气虚心神不宁，失眠心悸，肺虚咳喘，虚劳短气，不思饮食之症。

石斛与灵芝配伍功效：灵芝味甘，能补气，专攻气虚，心悸，咳嗽诸症。石斛能养阴生津，补五脏虚劳。二者配伍，兼顾补气养阴之效，气阴亏虚者可用之。且现代研究表明二者均具有抗氧化、降血糖以及抗肿瘤的功效。

（廖莞君　陈　莉）

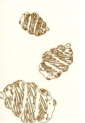

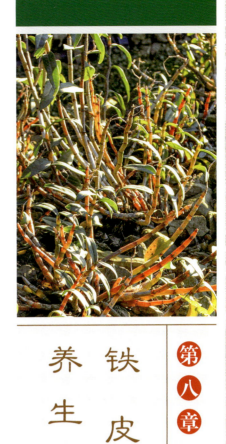

第八章

铁皮石斛

养生简易方

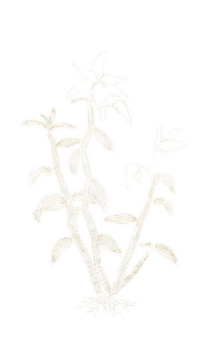

## 一、铁皮石斛（枫斗）养生简易方

### 1.枫斗养生饮

枫斗10 g，西洋参10 g。煎剂或打粉，早晚各半，冲服。能增强免疫力，用于肿瘤辅助治疗。

### 2.枫斗冲剂

枫斗打粉，冲服，早晚各5 g。用于各种阴虚津亏，胃阴不足证。

### 3.枫斗百合汤

枫斗9 g，百合15 g。水煎，早晚服。枫斗先煎2小时，用于阴虚干咳。

### 4.枫斗麦冬饮

枫斗9 g，麦冬9 g，生地12 g，玄参12 g。煎煮，早晚服。治津少口干、便秘。

### 5.枫斗川贝饮

枫斗3 g，川贝粉3 g，冰糖适量。晚上睡前服用。用于肺热干咳、痰稠发黄。

### 6.枫斗粳米粥

枫斗10 g，粳米50 g。枫斗先煮2小时，后入米成粥，早晚服用。用于虚热不退、津亏口渴、胃虚隐痛、舌光苔少。

### 7.枫斗洋参饮

枫斗10 g，西洋参5 g，麦冬10 g，生地10 g。早晚服用。用于秋燥伤津。

### 8.枫斗养生玉菊饮

枫斗9 g，玉蝴蝶9 g，菊花9 g。煎服，早晚服用。可护嗓、养颜、润喉清音。

### 9.枫斗洋参虫草饮

枫斗3 g，西洋参3 g，冬虫夏草3 g。打粉吞服，早上服用。能增强免疫力，用于肿瘤的辅助治疗。

### 10.枫斗灵芝饮

枫斗3 g，灵芝3 g。打粉或水煎，早上服用。能增强免疫力，用于肿瘤的辅助治疗。

### 11.枫斗决明饮

枫斗9 g，决明子9 g，石决明15 g，杜仲12 g。打粉或煎服，早晚服用。治肝火上亢、血压偏高。

### 12.枫斗双冬饮

枫斗9 g，麦冬12 g，天冬12 g。水煎，早晚服用。治消渴之阴亏津伤证，可作为糖尿病的辅助治疗。

### 13.枫斗密蒙饮

枫斗9 g，密蒙花9 g，决明子9 g。水煎，早晚服用。辅助治疗白内障。加淫羊藿3 g，治视物不清。

### 14.枫斗牛膝木瓜饮

枫斗10 g，怀牛膝15 g，木瓜15 g。水煎，早晚服用。治胃虚精亏所致的腰膝酸痛。

### 15.枫斗酒

枫斗25 g，牛膝25 g，番红花3 g，冬虫夏草3 g，五加皮15 g，杜仲15 g，天麻15 g，丹参12 g，川续断12 g，羌活12 g，山茱萸12 g，枸杞12 g，菊花12 g，薏苡仁12 g，白酒1 000 ml。将药材打粉，装入布袋浸酒，1周后取酒饮用。每晚20 ml，一次服完。用于肝肾阴虚，腰膝酸软，体倦乏力，头晕目眩。

### 16.干眼饮

枫斗10 g，菊花10 g，霜桑叶10 g。水煎，分早晚2次服完。用于眼干燥症。

（顺庆生）

## 二、鲜铁皮石斛养生简易方

### （一）鲜铁皮石斛茶饮

#### 1.铁皮石斛生姜茶

《本草纲目》（公元1578年）记载石斛"一法：每以二钱入生姜一片，水煎代茶饮，甚清肺补脾也。"

鲜铁皮石斛用量15~30 g，可切成小段，或榨汁，适当煎煮，代茶服用。胃寒者，加生姜

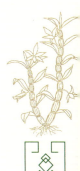

一片同煎，可温中散寒。

日常养生可用大棚栽培品，治病、保健建议用仿野生种植铁皮石斛。

### 2.铁皮石斛冰糖茶

鲜铁皮石斛15g，冰糖（或蜂蜜）适量。

鲜铁皮石斛可切成小段或切片，用沸水浸泡，加入适量冰糖（或蜂蜜），当茶饮用，后将铁皮石斛嚼吃。可滋阴清热，生津养胃。

### 3.铁皮石斛西洋参茶

鲜铁皮石斛30g，西洋参5g。

鲜铁皮石斛切片，西洋参蒸软切片；铁皮石斛饮片放入砂锅内加水用武火煮沸，改用文火再煮30分钟，滤渣或直接用药汁浸泡西洋参片，加盖浸闷15分钟。当茶饮用。可滋阴养胃，生津止咳。为调理津液不足，滋阴养颜的佳品。

胡宝书（1869—1933年），浙江近代名医。对贵重药品的使用，胡氏认为可代则代之，非用不可则用之。"余每在热病伤津方中，以西洋参与白毛枫斗相配，煎汤代茶，作为益气润肺、清养胃阴、生津增液之举，服后确有显效。唯此二味价较昂贵，或用珠儿参代西洋参、鲜铁皮石斛代白毛枫斗，生津增液有余，兼可泻火，益气润肺之力不足耳。"

铁皮石斛汁见图8-1、图8-2。

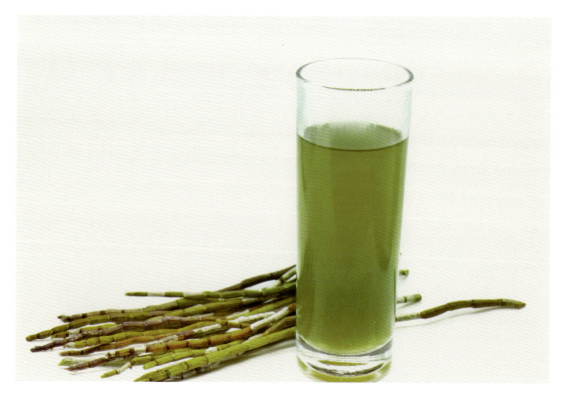

图8-1　铁皮石斛汁（大棚种植）　绿色（廖莞君　刘舒萍摄）

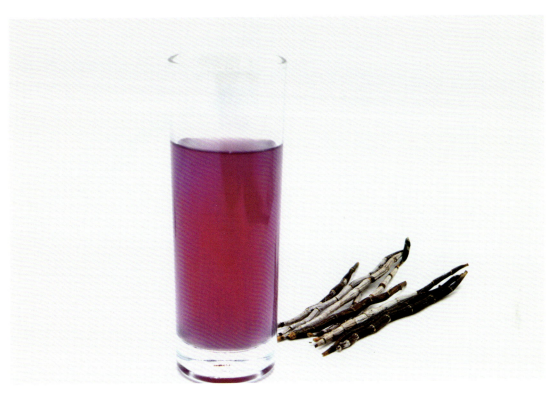

图8-2　铁皮石斛汁（仿野生种植）　紫红色（廖莞君　刘舒萍摄）

### 4.铁皮石斛甘蔗饮

鲜铁皮石斛15~30 g，甘蔗适量。

把新鲜铁皮石斛洗净，切成段；甘蔗削去皮，切成小段。石斛、甘蔗一并放入榨汁机中，加适量凉开水，榨取汁，过滤后饮用。或稍沸，当茶饮用。也可作为夏季饮料常饮。

鲜铁皮石斛养阴润燥，益胃生津；甘蔗清热生津，养阴止渴。甘蔗甜味较重，与石斛同用，使榨成的汁有很好的口感。可清热滋阴，养胃生津，用于口渴欲饮、大便燥结等。酒后伤阴伤肝、病后阴虚者，都可饮用。

### 5.石斛绿茶煎

鲜石斛10 g，绿茶4 g。

鲜石斛切成小段，放入茶壶中，加入绿茶，冲入沸水，用小火炖 4~5 分钟。每天冲泡一壶饮之。可养胃肾阴液，健脾化积。

### 6.石斛清暑茶

鲜石斛15~18 g，玉竹12 g，甘蔗汁200 ml。

将上述诸物加水共煎，水沸30分钟后取汤。可滋阴清热。适用于热伤津液之证，也可作夏季饮料。

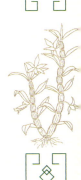

### 7.石斛枸杞茶

鲜铁皮石斛10 g，枸杞3 g，玫瑰2朵。

鲜铁皮石斛剪成小段，与适量水放入搅拌机中搅成浆，加适量水与枸杞、玫瑰煮开取滤液约200 ml。1周1剂，分餐食用。经常食用，可滋阴健胃，解酒护肝。

### 8.铁皮石斛花茶

鲜铁皮石斛花2 g，枸杞10 g。

把新鲜铁皮石斛花、枸杞放入杯中，冲入开水，当茶时时饮用。可不时添加开水，至味淡为止。铁皮石斛花和枸杞可一并吃下。

鲜铁皮石斛花味清香，宜于冲泡饮用。由于花质娇嫩，以80℃左右的温开水冲泡为宜。此茶中，枸杞与石斛花，一艳红，一淡黄，色泽喜人，且有很好的口感，清养保健，受人喜欢。

## （二）鲜铁皮石斛粥与羹

### 1.铁皮石斛粥

鲜铁皮石斛20 g，粳米300 g，冰糖适量。

鲜铁皮石斛洗净切片，粳米淘洗干净，同煮成粥，食用时加适量冰糖。可滋阴清热，养胃生津。

### 2.石斛茯苓粥

鲜铁皮石斛6 g，茯苓6 g，大米50 g。

将茯苓捣碎，用水浸泡，放入搅拌机中搅成浆；鲜铁皮石斛剪成小段，与适量水放入搅拌机中搅成浆；将茯苓浆、鲜铁皮石斛浆与大米文火煮成粥。1日1剂，当主食食用，可长期食用。

对糖尿病（消渴）、烟酒过多致肝胃阴伤诸症颇有效。还可养胃阴，滋肺燥，利小便，解酒醉。对酒精性肝病患者有一定食疗作用。

### 3.铁皮石斛牛肉粥

鲜铁皮石斛12 g，牛肉150 g，粳米100 g，绍酒和盐适量。

牛肉洗净切粒，用绍酒和盐腌一会儿，鲜铁皮石斛洗净，切段，拍碎，与粳米一起煮粥，粥将成时加入牛肉粒，最后放点盐调味。可调理肠胃，补脾胃，益气血，除湿气，消水肿，强筋骨，补中益气。

### 4.石斛灵芝太极羹

鲜铁皮石斛30 g，灵芝孢子粉3 g，冰糖、淀粉适量。

取鲜铁皮石斛榨汁备用，锅中加水200 g，放入冰糖少许，泡好的灵芝孢子粉烧开勾芡；另锅加水200 g，放入冰糖少许，烧开，放入铁皮石斛汁勾芡；取太极图形的瓷盘，分开盛放。一侧是灵芝的紫褐色，一侧是石斛的嫩绿色，煞是好看，且有不错口感。

### 5.石斛贝母羹

鲜铁皮石斛10 g，川贝母（细粉）3 g，鸡蛋1个（打成蛋花），肉末适量，麻油、盐、姜末、葱花等调料适量。

鲜铁皮石斛洗净，加适量盐，在料理机中搅拌成浆，与肉末同移锅中，文火煮，将熟时加入川贝母搅拌，文火煮熟，打入蛋花，加入麻油、姜末、葱花、盐等调料。

方中川贝母清热润肺，化痰止咳；铁皮石斛生津养胃，滋阴清热，润肺益肾，可协同川贝母调理肺阴虚诸症；鸡蛋可补肺养血，滋阴润燥。诸味合用共奏滋阴润肺之疗效。可用于肺阴虚证，症见口干唇燥，咳嗽无痰，或痰少而黏，偶有痰中带血，自汗，手足心热，舌淡，脉细虚数者。1日1剂，每周1~2剂，可经常食用。

### 6.铁皮石斛银耳羹

新鲜铁皮石斛20 g，干银耳两大朵，枸杞数粒，冰糖少许。

干银耳冲洗后用水泡发，枸杞洗净用水浸泡一会儿；新鲜铁皮石斛洗净，切成小段；泡好的银耳用流动水冲洗干净，撕成小朵；把铁皮石斛段和银耳放入砂锅中，加水，武火煮沸后，转文火，30分钟后将枸杞和冰糖倒入，继续炖至银耳软糯即可。适用于高血压、血管硬化、肺虚久咳、久病体弱、神经衰弱、失眠等，脾胃虚寒者少食。

## （三）鲜铁皮石斛汤

### 1.清热保津汤

鲜铁皮石斛10 g，连翘10 g，天花粉6 g，鲜生地12 g，麦冬12 g，人参叶2.5 g。

先把鲜铁皮石斛放入砂锅中，加水浸1小时，煎半小时；再将连翘、天花粉、鲜生地、麦冬、人参叶等放入，煎煮1小时，滤取汁；然后再加水煎煮，合并2次煎汁。每日1剂，分2次于空腹时温服。主治温热有汗，风热化火，热病伤津者。

### 2.石斛玉竹老鸭煲

老鸭肉约750 g，嫩笋干150 g，鲜铁皮石斛15 g（一人量），玉竹10 g（一人量），生姜、食盐适量。

老鸭肉用温水洗净，放入沸水锅中煮5分钟，用凉水洗净；鲜铁皮石斛洗净，切成段，用刀背拍松；嫩笋干加水浸软洗净。把老鸭肉、嫩笋干及鲜铁皮石斛、玉竹一同放入锅中，放入生姜，加水足量，用文火煲2小时，放盐，再煮3分钟，佐餐食用。

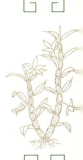

鲜铁皮石斛和玉竹都有养胃生津、清热养阴的药效，老鸭肉也有养阴功用，嫩笋干是味道鲜美的佳蔬，与老鸭肉煲煮，会吸取其中的脂质，使鸭肉吃起来不油腻。本膳中的玉竹润燥补虚，古人用于去面黑美容，近代用于强心、防治心脏病，它还有降压、降血糖的作用，高血压、高血糖者可多吃。

### 3.铁皮人参鸽子煲

鸽子1只，人参1支（根据食用人数选3 g、5 g、10 g重者，园参即可，也可用林下参），鲜铁皮石斛15 g（一人量），枸杞10 g（一人量），陈皮10 g，黄酒、盐适量。

按常规处理鸽子，将新鲜鸽肉洗净，焯水；人参加水浸软，切成小段或片，所浸的水一并备用；鲜铁皮石斛洗净，切成段，用刀背拍松；陈皮、枸杞分别洗一下，备用。将鸽肉、人参、鲜铁皮石斛一并放入煲锅中，加水漫过鸽子，放入黄酒、盐，盖好锅盖煲3小时，放入枸杞、陈皮再煮5分钟，佐餐食用。

本膳系施仁潮经验方。方中鸽肉滋肾益气，鲜铁皮石斛养阴，人参补气，枸杞益精，各种药食互相配合，有益气养阴、补虚健身的作用。少量的陈皮能调味，更能理气和胃。本膳无药味之苦，而有人参、陈皮的香味，鸽肉、鲜铁皮石斛、枸杞的软糯，可作宴食菜肴。

### 4.石斛洋参乌鸡汤

乌鸡1只，鲜铁皮石斛30 g，山楂15 g，西洋参30 g，生姜片、葱段、黄酒、盐、鸡精适量。

按常规处理乌鸡，将新鲜乌鸡洗净，斩成小块，放入烧开的锅中煮2分钟，捞出用清水洗一下；鲜铁皮石斛洗净，切成段，用刀背拍松；山楂加水洗过后备用。把乌鸡放入瓦煲中，再放入鲜铁皮石斛、西洋参、山楂，加生姜片、葱段、黄酒，并加适量清水，盖好锅盖。用大火煮沸后改用小火煲2小时，加盐、鸡精调味食用。

具有补中益气，生津，恢复体力，抗疲劳等功效。

### 5.铁皮洋参饮

鲜铁皮石斛30 g，西洋参6 g，鲜山药200 g，猪腿肉100 g。

鲜铁皮石斛洗净，切成段；鲜山药洗净去皮，切成小块；各物一并放入锅中，用小火煲至猪腿肉熟，山药酥烂，作点心食用。

本膳健脾益气，泻肝消癥，有助于上腹胀满不适，消瘦乏力，怠倦短气，腹胀纳少，进食后胀甚者的调理康复。

### （四）鲜铁皮石斛膏

#### 1. 鲜铁皮洋参膏

鲜铁皮石斛500 g，西洋参150 g，银耳150 g，冰糖500 g。

鲜铁皮石斛洗净，切成段，用刀背拍松，放入榨汁机中榨取汁备用；榨过后的渣加水煮15分钟，滤取汁备用；西洋参、银耳打成细粉，过筛后备用；冰糖加水用小火煮沸。把冰糖水、鲜铁皮石斛汁放入锅中，倒入西洋参粉及银耳粉，用小火熬煮，边煮边不断搅动，至膏稠住火，放凉装瓶。

本膏原料都是养阴生津、补虚润燥之品，一并熬膏服用，对神疲乏力、头晕眼花、气短懒言、自汗盗汗、烦热口干、大便干涩有较好的调治效果。

另：市售有铁皮枫斗灵芝浸膏，是根据传统的清补养生理论，针对现代人身体状况，君臣佐使科学配伍，清补调理身体。其以自然生态环境中培植的4年生仿野生铁皮石斛为主要原料，配用灵芝破壁孢子粉、西洋参精制而成；多用于亚健康人群的调理，如生活不规律、烟酒过度、劳累过度、夜生活多、用眼用脑过度、声音嘶哑等人群；同时用于肺病、冠心病、肾病、阳痿、高血压、高血脂、糖尿病、慢性胃病、慢性肝病、手术后患者及癌症等患者的康复保健。

### 2. 铁皮石斛膏

鲜铁皮石斛2 500 g，麦冬1 000 g，炼蜜1 000 g。

鲜铁皮石斛、麦冬加水煎 3~5小时，滤取药汁；反复3次，合并滤液加热浓缩至膏状，兑入炼蜜，搅拌稍沸。每日2次，每次服用15 g。可养阴润肺，生津止渴。用于肺阴亏虚，久咳不止，干咳少痰，烦热盗汗。也可用于老年人滋补。

### （五）鲜铁皮石斛煎剂

#### 1. 石斛冬凌汤

鲜铁皮石斛30 g，威灵仙、石见穿、白花蛇舌草、冬凌草各30 g。

加水煎汁，每日1剂，分2~3次服。适用于中晚期胃癌、鼻咽癌、食管癌的辅助治疗。

#### 2. 石斛人参汤

鲜铁皮石斛20 g，薏苡仁50 g，藤梨根60~100 g，猫人参80 g，石见穿30 g（疼痛者加干蟾皮15 g）。

加水煎汁，每日1剂，分3次服。适用于中晚期肝癌的辅助治疗。

#### 3. 复方石斛饮

鲜铁皮石斛20 g（或川石斛50 g），大青叶、白花蛇舌草、生地、水牛角（先煎）各30 g。加水煎汁，每日1剂，分3次服。适用于白血病的辅助治疗。

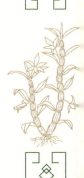

### 4. 石斛清肺饮

鲜铁皮石斛30 g，北沙参、金银花、半枝莲各30 g。

加水煎汁，每日1剂，分3次服。适用于肺癌的辅助治疗。

### 5. 石斛地黄饮

鲜铁皮石斛、生地、绞股蓝、灵芝各30 g。

加水煎汁，每日1剂，分3次服。用于癌症手术或放、化疗后阴虚者的辅助治疗。脾胃虚寒、大便溏者慎服。

（饶嘉琪　魏刚辑）

**注意事项：**

（1）本章的食疗方法供读者参考，建议在医生指导下使用。

（2）《中国药典》铁皮枫斗、铁皮石斛干品（切成段）的用量为6～12 g。

（3）鲜铁皮石斛有一定折干率，以上枫斗的剂量，若换成鲜品，可按2～3倍量折算，但用量不宜过大，尤其是痰多、湿重、苔腻者慎用。

（4）铁皮石斛作为食疗药材时，建议按照传统方式适量食用，孕妇、哺乳期妇女及婴幼儿等特殊人群不推荐食用。

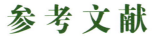

# 参考文献

［1］中国科学院中国植物志编辑委员会．中国植物志：第19卷［M］．北京：科学出版社，1999：67-68.

［2］国家药典委员会．中华人民共和国药典2005年版（一部）［M］．北京：化学工业出版社，2005：62.

［3］神农本草经［M］．尚志钧，校注．北京：学苑出版社，2008：45.

［4］陶弘景．名医别录［M］．尚志钧，校辑．北京：人民卫生出版社，1986：29.

［5］包雪声，顺庆生，陈立钻．中国药用石斛彩色图谱［M］．上海：上海医科大学出版社，复旦大学出版社，2001.

［6］包雪声，顺庆生．对《中华人民共和国药典》2005年版（一部）石斛药材的收载原则、植物基原及拉丁学名等问题的商榷［J］．中成药，2005，27（8）：1002.

［7］何金祥，俞金奎，石益挺，等．浙江新昌发现野生铁皮石斛［J］．浙江农业科学，2016，57（6）：847-849.

［8］《浙江药用植物志》编写组．浙江药用植物志：下册［M］．杭州：浙江科学技术出版社，1980：1601-1602.

［9］《浙江植物志》编辑委员会．浙江植物志：第7卷［M］．杭州：浙江科学技术出版社，1993：538.

［10］唐慎微．重修政和经史证类备用本草（影印本）［M］．北京：人民卫生出版社，1957：164.

［11］倪勤武，来平凡．浙江富阳发现野生铁皮石斛新分布［J］．林业科学研究，2000，13（2）：222.

［12］何涛，淳泽，罗傲雪，等．四川石斛野生资源及其保护研究［J］．应用与环境生物学报，2008，14（5）：710-715.

［13］周丽，王苑．黔西南州石斛资源调查保护与开发利用［J］．黔西南民族师范高等专科学校学报，2006，（2）：85-87.

［14］金琰琰，方成武，杨启清，等．安徽野生铁皮石斛资源分布与生态环境调查［J］．中国中药杂志，2013，38（23）：4024-4027.

［15］雷衍国，缪剑华，赖家业，等．桂西北三地野生石斛属资源调查研究［J］．安徽农业科学，2008，36（23）：9963-9964.

［16］覃国乐，覃文更，谭卫宁，等．广西木论自然保护区铁皮石斛种群资源调查［J］．现代农业科技，2011（11）：145-147+150.

［17］中国科学院昆明植物研究所．云南植物志（第十四卷）［M］．北京：科学出版社，2003.

［18］明兴加，刘雪，叶陈娟，等．四川野生铁皮石斛株丛时空格局的动态演化［J］．中国现代中药，2023，25（3）：481-487.

［19］何平荣，宋希强，罗毅波，等．丹霞地貌生境中铁皮石斛的繁殖生物学研究［J］．中国中药杂志，2009，34（2）：124-127.

［20］林建丽．福建省野生石斛属植物分布及生境调查研究［J］．林业勘察设计，2009，（2）：13-16.

［21］赵仁发，张在忠，刘畅庆，等．粤东北地区石斛野生资源保护及综合利用研究［J］．安徽农学通报，2014，20（13）：95-97+100.

［22］魏刚，顺庆生，黄月纯，等．3种铁皮石斛种源HPLC特征图谱比较研究［J］．中药新药与临床药

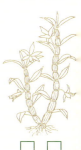

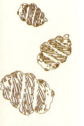

理，2014，25（4）：467-471.

［23］梁芷韵，谢镇山，黄月纯，等．铁皮石斛黄酮苷类成分HPLC特征图谱优化及不同种源特征性分析［J］．中国实验方剂学杂志，2019，25（1）：22-28.

［24］国家林业和草原局，农业农村部．国家重点保护野生植物名录［EB/OL］．（2021-09-07）.

［25］史月欣，陈留勤，杜丁丁，等．丹霞山陡坡上风化洞穴的基本特征及成因探讨［J］．热带地理，2023，43（1）：103-114.

［26］彭华．中国丹霞地貌研究进展［J］．地理科学，2000，20（3）：203-211.

［27］彭华，邱卓炜，潘志新．丹霞山顺层洞穴风化特征的试验研究［J］．地理科学，2014，34（4）：454-463.

［28］陈留勤，李馨敏，郭福生，等．丹霞山世界地质公园蜂窝状洞穴特征及成因分析［J］．地质论评，2018，64（4）：895-904.

［29］王卫，杨俊杰，罗晓莹，等．基于Maxent模型的丹霞山国家级自然保护区极小种群植物丹霞梧桐的潜在生境评价［J］．林业科学，2019，55（8）：19-27.

［30］欧阳杰，彭华，罗晓莹，等．丹霞山国家珍稀濒危保护植物丹霞梧桐空间分布的微地貌环境特征研究［J］．地理科学，2017，37（10）：1585-1592.

［31］明兴加，刘翔，李博然，等．附生植物石斛的株丛生长及营养繁殖特征［J］．西北植物学报，2017，37（4）：797-804.

［32］Zhiyao R，Fangning Q，Yinjie W，et al．Network Analysis of Transcriptome and LC-MS Reveals a Possible Biosynthesis Pathway of Anthocyanins in Dendrobium officinale［J］．*BioMed research international*，2020，2020：6512895.

［33］宋亮，赵仁，山学祥．石斛［M］．昆明：云南科技出版社，2012：51-54.

［34］黄秋云．左海药膳探骊［M］．北京：中国中医药出版社，2013：18+30+185-186.

［35］罗晓青．贵州铁皮石斛仿野生种植［M］．贵阳：贵州科学技术出版社，2020：92-93.

［36］施仁潮．施仁潮说养生食材300种［M］．北京：中国医药科技出版社，2021：98+275.

［37］陈延．好脾胃不生病［M］．广州：羊城晚报出版社，2015：86.

［38］洪佳璇，盛丽先．儿童中医调养［M］．北京：中国科学技术出版社，2010：95-96.

［39］金国梁，张勤．防癌抗癌中药［M］．上海：上海科学技术出版社，2001：320.

［40］黄秋云，李丹，林娟．闽山膳养撷英［M］．福州：福建科学技术出版社，2021：153.

［41］施仁潮．施仁潮说扶正祛病药膳380首［M］．北京：中国医药科技出版社，2020：98-101.

［42］顺庆生，魏刚，何祥林，等．中华枫斗［M］．昆明：云南科技出版社，2016.

［43］魏刚，顺庆生，杨明志．石斛求真——中国药用石斛之历史、功效、真影与特征指纹图谱［M］．成都：四川科学技术出版社，2014.

# 后 记

## 踏遍青山人已老　石斛情怀尚未了

"悠悠岁月，层层叠岩。石中芝兰，养命应天。"这首诗词已无从查考它的历史。另一首是（明代）徐勃所赋"杜兰本良药，托生在山谷。石上蟠老根，因之名石斛。茎类蚱蜢髀，味甘平无毒。采食可延年，平胃长肌肉。图经列上品，厥功侔杞菊。伊余好征异，拔种自山麓。成丛簇若薯，纤条槁如本。不借泥土荣，桂之傍檐屋。"

这两首诗词激励我们50余年，我们对石斛有着深厚的情怀。这里不得不提起包雪声教授，他对石斛的研究和整理功不可没，为这一领域做出了重要贡献，值得人们永远铭记。中华人民共和国成立前后，国人十分关注《神农本草经》中记载的名贵中药——石斛。当时上海是药材进出口的集散地，在调查中我们发现石斛和枫斗是我国中药中最为复杂的一类，市场非常混乱，加之对其研究较少，资料更少之又少。那时对中药的标准化和原植物品种的整理是笔者的研究目标。所以从20世纪80年代，笔者开始关注石斛这类复杂的中药。从当时的文献来看，20世纪30年代只有（日）木村康一对我国的石斛有一些研究报道，而国内虽有人开始研究，仅是片段的、非系统的研究。因此，我们决心进行调查、考证、采集、鉴定。

总之，这是一条漫长而艰巨的路，我们走遍了全国各地，特别是有石斛踪迹之地：云之南、广之东、福之建、浙之江、湖之北。如，石斛发源地之一的云南广南——广南西枫斗（耳环石斛）；湖北老河口——白毛枫斗（打金钗）；安徽霍山石斛（霍斗、米斛）。从源头调查开始，浙江乐清枫斗之乡，香港的枫斗市场，以及我国著名的药材集散地安徽亳州、江西樟树、成都的荷花池等，均留下了我们的足迹。

## 一、考证

半个世纪以来，从金钗石斛的起源到云南所产石斛属黄草类，我们都进行了考证。

（1）多种"黄草"混入石斛药材中进行市场流通，需要鉴别并对所混入的各种植物学名给予澄清。

（2）"金钗石斛"替代"石斛"二字并进入《中国药典》绝非易事，是经过多年艰辛努力的。

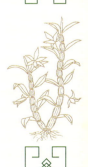

（3）从20世纪60年代至80年代甚至90年代，铁皮石斛曾用名为黑节草，而学名也采用外来种命名的*Dendrobium candidum* Wall. ex Lindl.，为了纠正这一个学名，我也花了不少精力，经过考证，发表文章，并在大小会议上发表意见。直至2005年，我发表了纠正铁皮石斛学名的论文，《中国药典》（2010年版）才将铁皮石斛学名改正为*Dendrobium officinale* Kimura et Migo。这些历史值得学界深思。这是我们对《中国药典》的关注和负责，经过无数努力才得以修正。

## 二、收集样品

从20世纪90年代初，为了追根溯源，弄清楚石斛的"种"，我们从云南、浙江、广西、贵州、广东等地，广泛采集石斛属植物共50余种，进行原植物栽培，在屋顶上进行物候观察，待其开花时进行鉴定，核对了《中国植物志》石斛属中的74种和2个变种，这一段历史是艰辛的。经过鉴定、考证、论述、拍照及大量文字工作，我们于2001年编撰了首部《中国药用石斛彩色图谱》，书中收载了石斛属植物51种及非石斛属植物近20种。本书出版后，在《中国实验方剂学杂志》上见到了著名老前辈谢宗万老师对本书的评价："这是我国中药史上首次对兰科中石斛这个大属的药用种类进行一次历史性、多科性的学术大总结，显然富有较大科学和实用价值……"2005年，我们又改版，补充出版了第一部《中国药用石斛图志》，书中共收集了51种石斛，并对每一种石斛均作了详细的历史考证。

## 三、对枫斗的考证和品种鉴定

"枫斗"二字的来历，当时国内从未有过研究报道，只是从20世纪30年代上海《申报》的广告中见到"枫斗"二字的出现。笔者考证枫斗的起源、历史，翻阅了大量历代本草，希望从中找到"枫斗"二字的蛛丝马迹，终于在清代《本草纲目拾遗》中找到了原始枫斗的踪迹。除查找文献外，笔者还追踪到了浙江乐清，实地考察药农制作枫斗，才将枫斗的来龙去脉厘清。调查中最为珍贵的发现是，石斛加工成枫斗的意义在于将不易保存的鲜石斛，加工成枫斗可以较长时间保存。有效成分（如多糖）经加温、烘焙，使之固化，而成为螺旋状或弹簧状，更易于保存，这也是我们先人智慧的结晶。因枫斗起源于霍山石斛，所以枫斗和霍山石斛（霍斗）是齐名的。

## 四、石斛专著的出版

笔者2003年编著并出版了《霍山石斛》一书。笔者用10年时间收集了全国的各种枫斗40种，经过鉴定、研究、分类，2004年正式出版了《中国名贵、传统中药与保健饮品 枫斗》一书。值得欣慰的是，在一次会议上，笔者遇到了广州中医药大学魏刚教授，他在会上做了一个有关石斛历史的报告，因此请他领衔主编并出版了《石斛求真——中国药用石斛之历史、功效、真影与特征指纹图谱》，这本书涵盖了2 000年来历代石斛的历史考证，所以作为业内人必读教材。后来，我们成立了中国石斛研究课题组，大家密切配合，做了许多的工作。受霍山县有关部门委托，于2015年出版了《中华仙草 霍山石斛》一书，这本书全面考证了霍山石斛的来源、历史、形态解剖及化学成分"指纹图谱"，概括了霍山石斛研究的全貌。早在2005年，包雪声、顺庆生、吴赵云三人曾向药典委员会申请霍山石斛进入《中国药典》，因故未能成功。所以《中华仙草 霍山石斛》作为第二次申请进入《中国药典》的基本考证材料，针对霍山石斛做了大量的基础工作，特别是考证了临床应用。更重要的是，药典委员会要求针对霍山石斛和铁皮石斛开展特征鉴别，因此我们收集了40多种石斛进行研究，终于主编并出版了《中国石斛类药材HPLC特征图谱》，这本书也是相关领域的第一本书，特别是书中分清了霍山石斛和铁皮石斛化学成分的特征图谱，再加上业界众人的努力，终于在《中国药典》（2020年版）中收载了霍山石斛，这段经历鲜为人知。

笔者等还于2016年主编并出版了《中华枫斗》一书，这本书收载了全国的50种枫斗，而且制定出了在市场上营销的规格和标准，这本书是在特定的历史条件下作为专著出版的。同时我们受赤水有关部门的委托，在前期收集的金钗石斛研究资料的基础上，2024年整理出版了《中华仙草 金钗石斛》一书，并于2023年完成了《中药石斛研究的回顾与展望》一文，于2024年在《中国现代中药》杂志上发表。本专著《中国铁皮石斛》也是笔者收集了大量资料，开展了亲力亲为的研究，再加上"石斛求真"课题组十多年来实地考察的珍贵资料，今天终于完稿。本专著将石斛研究系列著作推向了新的学术高峰，这是值得庆幸的！

笔者对石斛和枫斗的研究数十年如一日，对祖国伟大中药宝库中的一味"石斛"深入了解和揭示，尽到了一位学者的责任。这篇短文开头的两首诗词内容，涵盖了近20年来所出版的有关石斛枫斗专著和文章的精髓，让人体会到从古至今博大精深的中医药文化。如果能在传承中起一点点作用，这也是笔者所期盼的。

笔者今年已94岁，单对石斛的研究已有50余年，其中的艰辛、努力，难以言说。关于石斛的研究，从20世纪70年代一直到90年代，笔者用30年的时间收集资料，21世纪初开始到2023年为止，有关石斛的书出了16本（其中与霍山石斛有关的6本），论文18篇。笔者还编著及出版了其他中药的书籍34部，论文共计100余篇。这些研究没有得到任何的基金项目资助。体现了笔者清清白白做人、认认真真做事。作为一名中国的知识分子，我认为这是我的本职工作，谈不上所谓的贡献和成绩。我以为只是留下了一点痕迹，只要今后有人在图书馆和阅览室能够看到这些书和论文，知道有这么一个人在认真研究石斛，哪怕他日在九泉之下我也感到欣慰了！

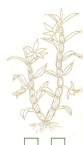

在这里，我要感谢所有帮助和支持过我的人！感谢我的家人对我事业的支持、付出和担当！

今附上在我90岁时作的一首诗：

# 九十愫怀

盛世风光满目新，年迈之人几度春。

少壮胸怀凌云志，垂暮犹存报国心。

功名利禄皆勿念，正气永存最根本。

岁月不居少与老，宜将清白留后人。

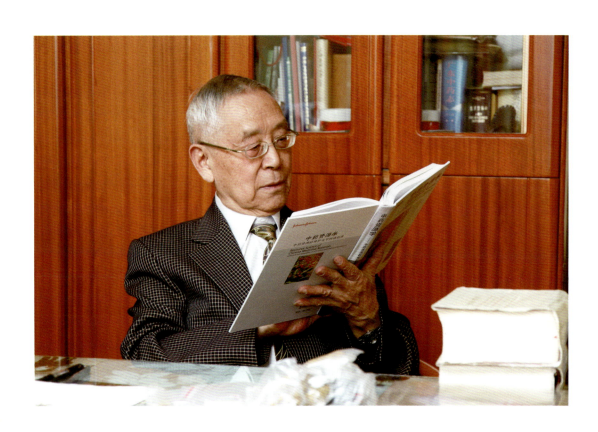

顺庆生

2024年9月3日